SPANISH
ENGLISH
HANDBOOK

REVISED EDITION

SPANISH ENGLISH HANDBOOK

FOR THE NURSING AND MEDICAL PROFESSIONS

By Grace Howell, B.S.N.

Assistant Professor of Nursing
Lansing Community College
Lansing, Michigan

and Jesús Pérez y Sabido, M.A.

Professor of Spanish
Lansing Community College
Lansing, Michigan

Design by JoAnne Cassella

Revised Edition   April, 1977
Second Printing   June, 1978
Third Printing   August, 1980

ISBN 0-87489-073-X

Medical Economics Company
Oradell, New Jersey 07649

Printed in the United States of America

Medical Economics Company
Book Division
Oradell, New Jersey 07649

TABLE OF CONTENTS

(continued)

INDICE DE MATERIAS

(continúa)

TABLE OF CONTENTS (continued)

INDICE DE MATERIAS (continuación)

INTRODUCTION

This book is designed for use by doctors, dentists, nurses, and all health workers, to enable them to communicate with the patient, to find out what is wrong with him, what treatment he needs, and what he wants from you. In many cases, the book enables you to ask the patient questions and understand his answers.

The questions are vital clinical questions that will assist physicians to diagnose, prescribe, and treat. They also give the patient a chance to provide important medical information—his past illnesses, his allergies, his present medications—and important personal information that can speed his recovery by setting his mind and his body at ease.

The book is divided into sections related to the various departments in which the patient may have care. Other sections are designed to assist with treatments and daily care.

Where feasible, questions are designed so that the patient can answer them in his language, and you can understand his answer in your language. You will find in the back of the book many other useful features, such as tables of numbers, weights and measures, representative menus, a medical glossary, and a pronunciation guide. For those interested, there is also a special section that helps explain the Spanish and English sound systems.

The Authors.

INTRODUCCION

Este libro ha sido preparado para su uso por médicos, dentistas, enfermeras, y todas aquellas personas que estén relacionadas con la atención y el cuidado del paciente, con la idea de poder establecer un medio de comunicación con el mismo y averiguar qué le aqueja, qué tratamiento es el que requiere, y qué es lo que espera el paciente de las personas que lo atienden o asisten. En muchos casos este libro le facilitará la manera de hacerle preguntas al paciente y de entender su respuesta.

Las preguntas seleccionadas son de importancia clínica vital facilitándole al médico la oportunidad de poder diagnosticar, recetar, y dar el tratamiento adecuado. También le facilita al paciente la oportunidad de dar la información médica necesaria sobre las enfermedades que haya tenido, si es alérgico a algo, y las medicinas que esté tomando, al igual que cualquier otro dato personal que pueda ser factor importante para su pronta recuperación, al establecerse un estado de relajacion mental y nervioso necesarios para su restablecimiento.

El libro está dividido en varias secciones de acuerdo con los distintos departamentos en los que el paciente tenga que recibir atención médica. Hay también otras secciones para ayudar con el tratamiento y con el cuidado o atención diaria.

Siempre que ha sido posible hemos preparado las preguntas para que el paciente las pueda contestar en su propio idioma, y que el interrogante pueda también entender la respuesta en su propio idioma. Al final del libro encontrarán otros datos de importancia, tales como los números, pesos y medidas, algunos menús representativos, un glosario médico, y una guía para la pronunciación. Para aquellas personas intersadas, hemos incluido también una sección especial explicando el sistema fonético del inglés y del español.

Los Autores.

Section 1

EMERGENCY TREATMENT

(Note: Along with the copy of these questions in his language, give the patient a pencil and a pad so he may write the answers to certain questions, where indicated.)

(If the patient can hear you, but cannot write, he can nod his head to answer some questions. Nod the head forward and backward to say ''yes,'' and from side to side to indicate ''no.'')

1. Please show me any means of identification you have, such as identity card, driver's license, insurance card, Social Security card, etc. If you have nothing, don't worry. Just relax.

2. Who is your regular doctor? Please write his name. Also his address and telephone number, if you know them.

    I don't have a regular doctor.

3. Who do you want us to notify? Please write the name, address, and telephone number on your pad.

4. What relation is this person to you?

    Wife. Husband. Mother. Father. Mother-in-law. Father-in-law. My son/daughter. Brother. Sister. My employer. A friend.

5. Point to where it hurts.

6. How much does it hurt?   Slight.   Moderate.   Marked.   Very much.

7. Do you hurt any other place?

8. Does it hurt more when (This is valuable information for appendicitis and peritonitis.)

    a) I push down.   b) I let up.

9. When did you eat last?

    An hour ago.   5 hours ago.   This evening.   2 hours ago.   6 hours ago.   Last night.   3 hours ago.   This morning.   Yesterday.   4 hours ago.   This noon.

Sección 1

TRATAMIENTO EN EMERGENCIAS

(Nota: Junto con la copia de estas preguntas en su idioma, déle al paciente un lápiz y un papel para que escriba las respuestas a ciertas preguntas, cuando así se lo indiquen.)

(En el caso que el paciente pueda oir pero que no pueda escribir, indíquele que mueva la cabeza para decir "sí" o "no.")

1. Enséñeme cualquier medio de identificación que usted tenga, tal como su carnet (o tarjeta) de identificación, el permiso (o licencia) para conducir o manejar, la tarjeta del seguro, o del Seguro Social del gobierno, etc. Si usted no tiene ninguno, no se preocupe. Cálmese.

2. ¿Quién es su médico? Escriba su nombre, por favor. También su dirección y el número del teléfono, si usted lo sabe.

     Yo no tengo médico.

3. ¿A quién quiere usted que le avisemos? Escriba el nombre, dirección y el teléfono.

4. ¿Qué parentesco tiene esta persona con usted?

     Esposa   Esposo   Madre   Padre   Suegra   Suegro   Mi hijo/hija
     Hermano   Hermana   Mi patrón   Un amigo

5. Indíqueme donde le duele.

6. ¿Cómo le duele?   Ligeramente   Moderadamente   Bastante   Mucho

7. ¿Tiene dolor en algún otro lugar?

8. ¿Le duele más cuando (Esto es importante para la apendicitis y peritonitis)

     a) le aprieto?   b) dejo de apretarle?

9. ¿Cuándo fue la última vez que usted comió?

     Hace una hora   Hace cinco horas   Esta tarde (Esta noche)   Hace dos
     horas   Hace seis horas   Anoche   Hace tres horas   Esta mañana
     Ayer   Hace cuatro horas   Este mediodía

EMERGENCY TREATMENT (continued)

10. What diseases or medical conditions do you have?

   a) Diabetes   b) Heart   c) Lungs   d) Kidneys   e) Ulcer   f) High Blood Pressure   g) Seizures

11. What medications are you taking at present?

   a) none   b) insulin   c) for my heart   d) tranquilizers   e) for my kidneys   f) for blood pressure   g) other (Please write name)

12. What medicines are you allergic to?

   a) none   b) penicillin   c) tetanus   d) sulfa   e) codeine
   f) aspirin   g) alcohol   h) Novocain or Xylocaine

13. Do you bleed excessively? (As for example when a tooth is pulled)

   If so, do you know why?   a) Hemophilia

14. What is your blood group?

   A   B   O   AB   I don't know.

15. What is your Rh in the blood?

   1) Positive   2) Negative   3) I don't know

16. When did this attack, or sickness, start?

   a) this morning   b) during the day   c) tonight   d) last night
   e) yesterday   f) 2 days ago   g) 3 days ago   h) last week
   i) longer than that.

17. Where were you injured?

   At home.   At work.   On the street.   In an auto accident.

18. How were you injured?

   I fell.   I became dizzy.   I cut myself.   I was attacked.   I don't know.

19. What did you cut yourself on?

20. If you were bitten, do you know what bit you?

   Dog.   Cat.   Rat.   Snake.   Bee or Wasp.   Scorpion.
   Other (write out)

21. When was your last tetanus shot?

   Recently.   One year ago.   2 years ago.   3 years ago.
   Over 3 years ago.   I don't remember.

TRATAMIENTO EN EMERGENCIAS (continuación)

10. ¿Qué enfermedades o padecimientos tiene usted?

   a) Diabetis   b) El corazón   c) Los pulmones   d) Los riñones
   e) Ulcera   f) La presión alta   g) Ataques, Convulsiones.

11. ¿Que medicinas toma actualmente?

   a) Ninguna   b) Insulina   c) Para el corazón   d) Calmantes   e) Para
   los riñones   f) Para la presión alta   g) Otras (Escriba el nombre)

12. ¿A qué medicinas es alérgico usted?

   a) Ninguna   b) La penicilina   c) La del tétano   d) Las sulfas   e) La
   codeína   f) La aspirina   g) El alcohol   h) La Novocaína, o la Xilocaína.

13. ¿Sangra usted con exceso? (Por ejemplo, cuando le extraen una muela)

   Si es así, ¿por qué?   a) Hemofilia

14. ¿A qué grupo sanguíneo pertenece usted?

   A   B   O   AB   No sé.

15. ¿Cuál es el factor Rh suyo?

   1. Positivo   2. Negativo   3. No sé

16. ¿Cuándo le empezó este ataque, o esta enfermedad?

   a) esta mañana   b) durante el día   c) esta noche   d) anoche
   e) ayer   f) hace dos días   g) hace tres días   h) la semana pasada
   i) mucho más que eso

17. ¿Dónde se lesionó usted?

   En mi casa.   En el trabajo.   En la calle.   En un accidente de auto.

18. ¿Cómo se lesionó usted?

   Me caí.   Me dio un mareo, o vahído.   Me corté.   Me atacaron.   No sé.

19. ¿Con qué se cortó usted?

20. Si lo mordió algo, ¿Sabe usted qué lo mordió?

   Un perro.   Un gato.   Un rata.   Una serpiente.   Una abeja o avispa.
   Alacrán.   Si fue otro animal, escríbalo.

21. ¿Cuándo fue la última vez que lo inyectaron contra el tétano?

   Hace poco.   Hace un año.   Hace dos años.   Hace tres años.   Hace más
   de tres años.   No recuerdo.

EMERGENCY TREATMENT (continued)

22. What diseases does or did your father have?

    a) Diabetes   b) Heart disease   c) High blood pressure   d) Bleeding disorders

    (Then would ask same question relative to mother and siblings)

23. Do you have a heaviness or squeezing sensation in your chest?

24. Do you feel numb anyplace?

25. Are you short of breath?

26. Are you spitting up blood?

27. Do you feel nauseated?

28. Are you vomiting?

29. Do you have diarrhea? How often?

30. Are you constipated?

31. Are your bowel movements bloody?

32. Are your bowel movements black?

33. Are your bowel movements lighter in color?

34. Have you had fever and chills?

35. Is your abdomen enlarging?

36. Are you gaining weight?

37. Are you losing weight?

38. Are you passing your urine more frequently?

39. Does it hurt when you are passing your urine?

40. Is there any blood in your urine?

41. Does one side of your body feel weaker than the other?

42. Follow my finger with your eyes. (Under instructions)

43. How many fingers am I showing you? One. Two. Three. Four.

44. Can you feel this?

45. Does that feel better?

TRATAMIENTO EN EMERGENCIAS (continuación)

22. ¿De qué enfermedades padece, o padeció, su padre?

   a) Diabetis b) Del corazón c) La Presión alta d) Sangra o tiene hemorragias.

   (La misma pregunta para su madre, hermanas y hermanos)

23. ¿Siente pesadez o apretazón en el pecho?

24. ¿Siente entumecimiento en alguna parte?

25. ¿Le falta el aire?

26. ¿Escupe sangre?

27. ¿Tiene náuseas?

28. ¿Tiene vómitos?

29. ¿Tiene diarrea? ¿Con qué frecuencia?

30. ¿Está estreñido?

31. ¿Corrige con sangre?

32. ¿Corrige de color negruzco?

33. ¿Corrige de color blancuzco?

34. ¿Ha tenido fiebre y resfriados?

35. ¿Le está creciendo el vientre (la barriga)?

36. ¿Está aumentando de peso?

37. ¿Está perdiendo peso, o bajando de peso?

38. ¿Está orinando con más frecuencia?

39. ¿Le duele cuando orina?

40. ¿Está orinando sangre?

41. ¿Se siente un costado del cuerpo más débil que el otro?

42. Siga el dedo mío con los ojos. (Bajo indicaciones)

43. ¿Cuántos dedos le estoy enseñando? Uno. Dos. Tres. Cuatro.

44. ¿Puede usted sentir esto?

45. ¿Le hace sentirse mejor esto?

EMERGENCY TREATMENT (continued)

46. We feel you need to be in the hospital overnight so that we can obtain more tests and treat you properly.

47. Would you be willing to come into the hospital?

INSTRUCTIONS TO PATIENT

1. Please don't move. Sit still.

2. Move your toes.

3. Move your fingers.

4. Breathe deeply.

5. Cough.

6. Show me your tongue.

7. Open your mouth wide.

8. Lie down, please.

9. Sit up, please.

10. Stand up, please.

11. Push.

12. Bear down, like a bowel movement.

13. Breathe through your mouth, slowly.

14. Hold your breath.

15. Let out your breath.

16. Breathe normally.

17. Bend your arms.

18. Bend your legs.

19. Twist your upper body side to side.

20. Please drink this.

TRATAMIENTO EN EMERGENCIAS (continuación)

46. Estimamos que usted debe de quedarse (permanecer) en el hospital esta noche para poder nosotros hacerle más pruebas (o análisis) y para darle un cuidado más adecuado.

47. ¿Quisiera usted ingresar en el hospital?

INSTRUCCIONES AL PACIENTE

1. No se mueva, por favor. Estése bien quieto.

2. Mueva los dedos de los pies.

3. Mueva los dedos de la mano.

4. Respire profundo.

5. Tosa.

6. Saque la lengua.

7. Abra bien la boca.

8. Acuéstese, por favor.

9. Siéntese en la cama, por favor.

10. Párese, o póngase de pie.

11. Puje.

12. Con fuerza, como si fuera a corregir.

13. Respire por la boca, despacio.

14. Aguante la respiración.

15. Expele el aire.

16. Respire normalmente.

17. Doble, o flexione los brazos.

18. Doble, o flexione las piernas.

19. Gire la parte superior del cuerpo, o torso, de un lado al otro.

20. Beba esto, por favor.

EMERGENCY TREATMENT (continued)

21. I am giving you something to make you vomit.

22. I am going to give you an injection

     To relieve your pain.   To let you sleep.

23. We are going to take a sample of your blood so we can treat you properly.

24. You have a slightly broken bone.

25. This is an oxygen mask to help you breathe better.

26. We are almost finished.

27. This will hurt, but only for several seconds.

28. This is a rectal examination and will feel uncomfortable for several seconds.

29. Please give us a specimen of your:

     a) Urine.   b) Secretions from your cough.

TRATAMIENTO EN EMERGENCIAS (continuación)

21. Le voy a dar algo para hacerle vomitar.

22. Le voy a poner una inyección

  Para aliviarle el dolor.   Para que pueda dormir.

23. Le vamos a sacar un poco de sangre para analizarla y ponerle el tratamiento.

24. Tiene un hueso ligeramente fracturado, o tiene una pequeña fractura.

25. Esta es una careta de oxígeno para que pueda respirar mejor.

26. Ya estamos terminando.

27. Esto le va a doler, pero solo unos segundos.

28. Esto va a ser un examen del recto y se va a sentir molesto unos segundos.

29. Haga el favor de traernos una muestra de

  a) La orina.   b) Secreción, o expectoración al toser.

Section 2

ADMISSION DATA

Hello. I need some information for the doctor's (hospital's) records. Please answer these questions by pointing to the right answer, or writing on this pad. If you cannot write you may nod your head ''yes'' or ''no.'')

1. Please write on your pad your name, address, and telephone number.

2. Do you have a local doctor?   Yes.   No.

3. Please write his name. Also his address and telephone number, if you know them.

4. How old are you?   10   11   12   13   14   15   16   17   18   19
   20   21   22   23   24   25   26   27   28   29   30   35   40
   45   50   55   60   65   70   75   80   85   90.

5. Are you married?   Single?   Divorced?   Widow?   Widower?

6. Who should we notify? Please write the name, address, and telephone number.

7. What relation is this person to you?   Wife   Husband   Father   Mother
   Father-in-law   Mother-in-law   Son   Daughter   Brother   Sister   Cou-
   sin   Niece   A friend   My employer.

8. Please write the name and address of your next-of-kin, your nearest living relative.

9. Do you have Medicare or Medicaid insurance?   Yes   No

10. Please show me your Social Security card. If the card is not with you, please write the number, if you remember it. If not, have someone bring the number here.

11. Do you have any kind of medical or health insurance?   Yes.   No.

Sección 2

DATOS PARA EL INGRESO

¡Hola! Necesito tener algunos datos para el médico (para el hospital). Haga el favor de contestar estas preguntas apuntando con el dedo la respuesta correcta, o escribiéndola en este papel. Si usted no puede escribir, conteste "sí" o "no" con la cabeza.

1. Haga el favor de escribir en el papel su nombre, dirección, y el número de su teléfono.

2. ¿Tiene algún médico en la localidad?   Sí.   No.

3. Escriba el nombre del médico, por favor. También la dirección y el número del teléfono si usted lo sabe.

4. ¿Qué edad tiene usted?   10   11   12   13   14   15   16   17   18
   19   20   21   22   23   24   25   26   27   28   29   30   35
   40   45   50   55   60   65   70   75   80   85   90

5. ¿Es usted casado?   ¿Soltero?   ¿Divorciado?   ¿Viuda?   ¿Viudo?

6. ¿A quién debemos de notificar? Haga el favor de escribir el nombre, dirección, y número de su teléfono.

7. ¿Qué parentesco tiene esta persona con usted?   Esposa   Esposo   Padre
   Madre   Suegro   Suegra   Hijo   Hija   Hermano   Hermana   Primo
   Sobrina   Amigo   Mi patrón.

8. Haga el favor de escribir el nombre y la dirección de su pariente más cercano, de la persona más allegada a usted.

9. ¿Recibe usted la ayuda del Medicare o del Medicaid?   Sí   No

10. Haga el favor de enseñarme su tarjeta del Seguro Social. Si no tiene la tarjeta con usted, haga el favor de escribir el número si usted lo recuerda, y si no, pídale a alguna persona que le traiga el número.

11. ¿Tiene usted algún tipo de seguro en caso de enfermedad?   Sí   No

ADMISSION DATA (continued)

12. Please show me any cards you have for this insurance. If the cards are not with you, please have someone bring them here. If you can remember the name of your insurance company, please write it on your pad.

13. What is your religion?   Catholic.   Protestant.   Jewish.   Other.

14. Are you working?   Yes.   No.   On welfare.

15. Please write the name, address, and phone number of your employer.

16. Please write the name, and phone number of your doctor.

    I don't have a regular doctor.

17. When did you last see a doctor?

    Within a few days.   A week ago.   A month ago.   A long time ago.

18. Why did you come to the hospital?

    My doctor sent me.   I felt sick.   I am hurt.   I don't know.

19. Show me where you hurt and try to tell me what's wrong.

DATOS PARA EL INGRESO (continuación)

12. Enséñeme cualquier tarjeta que usted tenga para este tipo de seguro. Si no tiene las tarjetas con usted, pídale a alguien que se las traiga. Si usted recuerda el nombre de la compañía de seguros haga el favor de escribirlo en el papel.

13. ¿De qué religión es?   Católica   Protestante   Judía   Otra

14. ¿Está usted trabajando actualmente?   Sí.   No.   Recibo ayuda del gobierno.

15. Haga el favor de escribir el nombre, la dirección y el teléfono de su patrón.

16. Haga el favor de escribir el nombre y el teléfono de su médico.

Yo no tengo ningún médico en particular.

17. ¿Cuándo lo vio el médico la última vez?

Hace unos días.   Hace una semana.   Hace un mes.   Hace mucho tiempo.

18. ¿Por qué vino usted al hospital?

Me mandó el médico.   Me sentía enfermo.   Estoy lesionado.   No sé.

19. Indíqueme donde le duele, y trate de decirme lo que tiene.

Section 3

MEDICAL HISTORY AND PHYSICAL EXAMINATION

Good day. My name is _____. I would like to ask you some questions about your health. Your answers will help us to find out what is wrong with you and decide what is the best way to treat you so that you will get better. These questions are designed so they can be answered by "yes" or "no," or by pointing to the correct answer. Here is a pad and pencil so you can write out the answers to some of the questions.

1. What is your weight now?

Pounds	70	80	90	100	110	120	130	140	150	200	250	300
Kilos	32	42	43	46	50	55	60	66	68			

2. Is this your normal weight?   Yes   No

3. What is the most you have ever weighed?

Pounds	70	80	90	100	110	120	130	140	150	200	250	300
Kilos	32	42	43	46	50	55	60	66	68			

4. What diseases or medical conditions do you have that you know about?

(a) None   (b) Diabetes   (c) Heart   (d) Lungs   (e) Kidneys
(f) Ulcer   (g) High blood pressure   (h) Seizures   (i) Arthritis

5. What medications are you taking at present?

(a) none   (b) insulin   (c) for my heart (Digitalis)   (d) tranquilizers
(e) for my kidneys   (f) for blood pressure   (g) other (please write the name)

6. What medicines are you allergic to?

(a) none   (b) penicillin   (c) tetanus   (d) sulfa   (e) codeine
(f) aspirin   (g) alcohol   (h) Novocain or Xylocaine   (i) other (please write the name)

7. Do you bleed excessively? (As for example when a tooth is pulled)

If so do you know why?   Hemophilia?

Sección 3

HISTORIA CLINICA Y EXAMEN FISICO

Buenos días. Me llamo _____. Quisiera hacerle algunas preguntas acerca de su estado de salud. Las respuestas que usted me dé nos ayudarán a saber lo que usted tiene, y buscar la mejor manera para que las pueda contestar solamente con "sí" o "no," o apuntando con el dedo a la respuesta correcta. Aquí tiene usted un papel y un lápiz para que escriba las respuestas a algunas de las preguntas.

1. ¿Cuál es su peso actual?

Libras:	70	80	90	100	110	120	130	140	150	200	250	300
Kilos:	32	42	43	46	50	55	60	66	68	92		

2. ¿Es este su peso normal?   Sí   No

3. ¿Cuánto es lo más que usted ha llegado a pesar?

Libras:	70	80	90	100	110	120	130	140	150	200	250	300
Kilos:	32	42	43	46	50	55	60	66	68			

4. ¿Qué enfermedades o síntomas, que usted sepa, tiene usted?

    a) Ninguno   b) Diabetis   c) Del corazón   d) De los pulmones
    e) De los riñones   f) Ulceras   g) La presión alta
    h) Ataques o convulsiones   i) Artritis

5. ¿Qué medicinas está usted tomando actualmente?

    a) Ninguna   b) Insulina   c) Para el corazón (Digital)   d) Sedantes para los nervios   e) Para los riñones   f) Para la presión arterial
    g) Otras (escríbalas)

6. ¿A qué medicinas es usted alérgico?

    a) Ninguna   b) La penicilina   c) Suero antitetánico   d) Las sulfas
    e) La codeína   f) La aspirina   g) El alcohol   h) La Novocaína o Xilocaína   i) Otras (escríbalas)

7. ¿Sangra usted con exceso? (Como cuando le sacan una muela.)

    Si es así, diga por qué motivos.   ¿Tiene hemofilia?

MEDICAL HISTORY AND
PHYSICAL EXAMINATION (continued)

8. What is your usual blood pressure?   Low   Normal   High   I don't know

9. What kind of work do you do?   Heavy work   Light work   Office work
Outdoor work   Indoor work

10. How old are you?   5   10   15   20   25   30   35   40   45   50
55   60   65   70   75   80   85   90

QUESTIONS FOR WOMEN

1. Have you had any children?   No   1   2   3   4   5   More

2. At what age did you begin to menstruate?   8   9   10   11   12   13
14   15   16

3. Do you practice birth control?   Pills   IUD   Diaphragm   I've been sterilized

4. If you are on pills, please show them to me, or write the name, if you know it.

5. Are your menstrual periods regular?

6. How many days do they last?   2   3   4   5   6   7   8

7. When did you last menstruate?   A few days ago   A week ago   Two weeks
Three weeks

8. Did the discharge seem normal? Painful? Any white or yellow discharge?

9. Do you think you may be pregnant now?

10. When did you last have sexual intercourse?   Within a few days   A week ago
Two weeks   Three weeks   Several months   A long time ago   Never

FOR MEN AND/OR WOMEN

11. Is your mother living? How old is she? How old was she when she died? (Use figures above.)

12. Is your father living? How old is he? How old was he when he died?

13. Are you married?   Single   Widowed   Divorced

HISTORIA CLINICA Y
EXAMEN FISICO   (continuación)

8. ¿Cuál es su presión arterial (sanguínea) normal?   Baja   Normal   Alta
No sé.

9. ¿Qué clase de trabajo hace usted?   Fuerte   Ligero   De oficina   Afuera, a la
intemperie.   Dentro, bajo techo.

10. ¿Qué edad tiene usted?   5   10   15   20   25   30   35   40   45
50   55   60   65   70   75   80   85   90

ESTAS PREGUNTAS SON PARA LAS MUJERES

1. ¿Ha tenido usted familia, o hijos?   No.   1   2   3   4   5   Más.

2. ¿A qué edad le empezó la menstruación, o el periodo?   8   9   10   11   12
13   14   15   16

3. ¿Practica usted el control de la natalidad?   Las pastillas (La píldora)   El
artefacto intra-uterino   El diafragma   Me han hecho estéril

4. Si usted toma ''la píldora,'' enséñemela, o escríbame el nombre, si lo sabe.

5. ¿Es usted regular en sus periodos?

6. ¿Cuántos días le duran?   2   3   4   5   6   7   8

7. ¿Cuándo tuvo el periodo la última vez?   Hace unos días.   Hace una semana.
Hace dos semanas.   Hace tres semanas.

8. ¿Le pareció a usted que fue normal? ¿Tuvo dolor? ¿Tuvo flujos?

9. ¿Cree usted que está en estado (o en cinta) ahora?

10. ¿Cuándo fue la última vez que tuvo contacto sexual?   Hace unos días.   Hace
una semana.   Hace dos semanas.   Hace tres semanas.   Hace varios
meses.   Hace mucho tiempo.   Nunca.

PARA HOMBRES Y/O MUJERES

11. ¿Su mamá vive todavía? ¿Qué edad tiene? ¿Qué edad tenía cuando murió? (Use los
números en la pregunta anterior)

12. ¿Su papá vive todavía? ¿Qué edad tiene? ¿Qué edad tenía cuando murió?

13. ¿Es usted casado?   Soltero-a   Viudo-a   Divorciado-a

MEDICAL HISTORY AND
PHYSICAL EXAMINATION (continued)

14. How many children do you have?   0   1   2   3   4   5   More

15. How old are they? (Point to scale above)

16. What did your mother die from?   Heart attack   cancer   stroke

17. What did your father die from?   Heart attack   cancer   stroke

18. How many brothers and sisters do you have?
    Brothers   0   1   2   3   4   5   Sisters   0   1   2   3   4   5

19. How many (total) are living?   0   1   2   3   4   5   6   7   8   9   10

20. Those who died, what did they die of?   Heart attack   cancer   stroke

21. Do you smoke?   Cigarets   cigars   pipe   marijuana   opium
    never smoked   gave it up

22. Do you drink?   Milk   coffee   beer   wine   hard liquor

23. How much do you drink each day?   Only a few drinks, or cups
    quite a few drinks, or cups   A great deal

24. How many glasses of water do you drink each day?   1   2   3   4   5   6   7   8

25. Have you ever used drugs?   Never   marijuana   heroin   cocaine

26. Are you using any drugs now, and what kind? (use above)

27. Do you have trouble going to sleep?   Never   Sometimes   Many times

28. Does anyone in your family, or where you work, have the same illness you have?

29. Have you ever had any fractures (broken bones)? Point to them.

30. How did it happen?   Auto accident   Accident at work   Accident elsewhere
    A fight

31. How many weeks ago was this?   1   5   10   15   20   25   more

32. Show me any scars on your body and tell me how you got them.
    Surgical operation   burn   gun wound   knife wound   an accident
    a fight

33. How many years ago?   5   10   15   20   25   more

34. Do you ever feel dizzy or lose your balance?   No.   Not often.   Often.

HISTORIA CLINICA Y
EXAMEN FISICO   (continuación)

14. ¿Cuántos hijos tiene usted?   0   1   2   3   4   5   Más.

15. ¿Que edad tienen sus hijos? (Use la escala en la pregunta 10)

16. ¿De que murió su mamá?   Un ataque al corazon.   De cáncer.   De un infarto.

17. ¿De qué murió su papá?   Un ataque al corazón.   De cáncer.   De un infarto.

18. ¿Cuántos hermanos y hermanas tiene usted?

Hermanos 0   1   2   3   4   5   Hermanas 0   1   2   3   4   5

19. ¿Cuántos, en total, viven todavía?   0   1   2   3   4   5   6   7   8   9   10

20. Los que han muerto, ¿de qué murieron?   Del corazón.   De cáncer.   De un infarto.

21. ¿Usted fuma?   Cigarrillos   Tabacos (Puros)   La pipa   Marihuana   Opio   No he fumado nunca.   He dejado el vicio.

22. ¿Usted bebe?   Leche   Café   Cerveza   Vino   Otras bebidas fuertes.

23. ¿Qué cantidad bebe diariamente?   Sólo unas copas.   Bastante.   Mucho.

24. ¿Cuántos vasos de agua toma al día?   1   2   3   4   5   6   7   8

25. ¿Ha usado alguna droga heróica?   Nunca.   Marihuana.   Heroína.   Cocaína.

26. ¿Es adicto a alguna droga heróica, y cuál? (Use la lista anterior.)

27. ¿Tiene usted problemas para dormirse?   Nunca.   A veces.   Muy frecuentemente.

28. ¿Hay alguien en su familia, o donde usted trabaja, que tenga la misma enfermedad suya?

29. ¿Ha tenido usted alguna fractura? Indique donde.

30. ¿Cómo ocurrió?   Accidente automovilístico.   En el trabajo.   En otra parte.   Una riña.

31. ¿Cuántas semanas hace que pasó?   1   5   10   15   20   25   Más.

32. Enséñeme alguna cicatriz que tenga, y como fue.

Cirugía.   Quemadura.   Puñalada.   Balazo.   Un accidente.   Una riña.

33. ¿Cuántos años hace?   5   10   15   20   25   Más.

34. ¿Ha tenido mareos, o ha perdido el balance alguna vez?   No.   No a menudo.   A menudo.

MEDICAL HISTORY AND
PHYSICAL EXAMINATION (continued)

35. Do you suffer from headaches?   No.   Not often.   Often.

36. Are they severe? Last long?

37. Do your eyes bother you?   No.   I see double sometimes.   I think I need glasses.

38. Is there any blindness in your family?   Glaucoma?   Cataracts?

39. Do your ears bother you?

40. Do you have nosebleeds?   No.   Not often.   Often.

41. Do your teeth or gums hurt?

42. Do you have any trouble swallowing?   No.   Not often.   Often.

43. Have you ever had any swelling in your neck?

44. Have you ever had pneumonia?   Emphysema?   Pleurisy?   Tuberculosis? Bronchitis?   Asthma?

45. Do you have trouble breathing when you exercise hard?

46. Do your feet swell?

47. Is your appetite good?   No.   Usually.   Always, except when I'm sick.

48. Do you feel pain in your stomach? Is the pain better after you eat or drink?

49. Do you belch a lot, or pass wind?

50. Are your bowel movements regular?   Every day.   Every two days.   Every three days.

51. Are your stools hard?   Soft?   Bloody?   Black?

52. Has anything about your bowel movements changed recently?   Color?   Odor? Consistency?

53. About how many times do you urinate during the day?   2   4   6   8   10 more

54. How many times during the night?   0   1   2   3   4   more

55. Do you have any pain when you urinate? Show me where it is.

56. When does it hurt?   While I'm urinating.   When I stop.   Later.

57. Do you have a strong, continuous flow?   Scanty?   Dribbly?

58. Any change in the color of your urine recently?   Bloody?   Pus?   Cloudy?

HISTORIA CLINICA Y
EXAMEN FISICO   (continuación)

35. ¿Padece usted de dolores de cabeza?   No.   No muy a menudo.   A menudo.

36. ¿Son fuertes? Le duran mucho?

37. ¿Se siente usted algo en los ojos (en la vista?)   No.   A veces veo doble.   Creo que necesito anteojos.

38. ¿Hay alguna persona ciega en su familia?   ¿Con Glaucoma?   ¿Con Cataratas?

39. ¿Se siente algo en los oídos?

40. ¿Le sangra a usted la nariz?   No.   No muy a menudo.   A menudo.

41. ¿Le duelen los dientes o las encías?

42. ¿Tiene problemas para tragar?   No.   No muy a menudo.   A menudo.

43. ¿Ha tenido hinchazón en alguna parte del cuello?

44. ¿Ha tenido usted pulmonía?   ¿Enfisema?   ¿Pleuresía?   ¿Tuberculosis?   ¿Bronquitis?   ¿Asma?

45. ¿Tiene problemas al respirar cuando hace ejercicio fuerte?

46. ¿Se le hinchan los pies?

47. ¿Tiene buen apetito?   No.   Generalmente sí.   Siempre, menos cuando estoy enfermo.

48. ¿Tiene dolor de estómago? ¿Tiene menos dolor despues de comer y de beber algo?

49. ¿Eructa usted mucho, o tiene gases?

50. ¿Corrige regularmente?   Todos los días.   Cada dos días.   Cada tres días.

51. ¿Corrige usted duro?   ¿Blando?   ¿Con sangre?   ¿De color negro?

52. ¿Ha habido algún cambio reciente en su manera de corregir?   ¿En el color?   ¿En el olor?   ¿En la consistencia?

53. ¿Cuántas veces al día orina?   2   4   6   8   10   Más.

54. ¿Cuántas veces durante la noche orina?   1   2   3   4   Más

55. ¿Siente dolor cuando orina? Indíqueme donde.

56. ¿Cuándo le duele?   Cuando orino   Cuando termino   Luego después

57. ¿Es el chorro de la orina contínuo y fuerte?   ¿Es poco?   ¿A gotas?

58. ¿Ha habido algún cambio reciente en su manera de orinar?   ¿Con sangre?   ¿Con pus?   ¿Turbio?

MEDICAL HISTORY AND
PHYSICAL EXAMINATION (continued)

59. Have you ever had nephritis?   Uremia?   Stones?

60. Have you ever had venereal disease?   Gonorrhea?   Syphilis?

61. Do you think you might have it now?

62. Show me any sores or eruptions on your body, including inside your mouth.

63. Have you had any swelling in your joints? Point to the place.

64. Does your back ever hurt you? Show me where.

65. Relax now. I'm going to test your knee reflex.

66. Put your feet together please.

67. Close your eyes now. Don't open them until I squeeze your thumb.

68. Squeeze my fingers in your hand. Harder.

69. Do you feel some vibrations now?

70. Say "yes" if you feel something touching you.

71. Is this hot or cold?   Hot.   Cold.

72. Am I sticking you with the point of a pin? With the head?

73. Am I sticking you with two points? One point?

74. Move your head to the right. To the left. Backward and forward.

75. Is that painful?

76. Move your arm to your shoulder, like this.

77. When did you last have a fever?   A few days ago.   A few weeks.
    Months ago.

78. Was it very high?   Yes.   No.

79. Do you know what caused it?   A cold.   Flu.   Sore throat.   In my chest.
    In my stomach.

80. Have you had any diseases in the past year?   No.   Yes.   Mumps.
    Measles.   Scarlet fever.   Diphtheria.   Lung trouble.

HISTORIA CLINICA Y
EXAMEN FISICO (continuación)

59. ¿Ha tenido nefritis alguna vez? ¿Ataque de uremia? ¿Cálculos?

60. ¿Ha tenido alguna enfermedad venérea? ¿Gonorrea? ¿Sífilis?

61. ¿Cree usted que la tenga ahora?

62. Enséñeme las llagas o erupciones en el cuerpo, incluyendo dentro de la boca.

63. ¿Ha tenido hinchazón en las coyunturas? Indíqueme donde.

64. ¿Padece de dolor en la cintura o en la espalda? Indíqueme donde.

65. Relaje los músculos. Vamos a ver como responde la rodilla.

66. Junte los pies, por favor.

67. Cierre los ojos. No los abra hasta que yo le apriete el dedo pulgar.

68. Apriéteme los dedos con la mano. ¡Más fuerte!

69. ¿Siente algunas vibraciones ahora?

70. Diga ``sí,'' si usted siente algo que le está tocando.

71. ¿Está esto frío o caliente? Caliente. Frío.

72. ¿Le estoy pinchando con la punta de un alfiler, o con la cabeza?

73. ¿Estoy ahora pinchándolo con dos puntas, o con una?

74. Mueva la cabeza hacia la derecha. Hacia la izquierda. Hacia atrás y adelante.

75. ¿Le duele?

76. Mueva el brazo hacia el hombro. Así, de esta manera.

77. ¿Cuándo tuvo fiebre la última vez? Hace unos días. Hace unas semanas. Hace meses.

78. ¿Fue muy alta la fiebre? Sí. No.

79. ¿Sabe usted cuál fue la causa? Un catarro. La gripe. Un dolor de garganta. Dolor en el pecho. Dolor de estómago.

80. ¿Ha tenido alguna enfermedad el año pasado? No. Sí. Paperas. Sarampión. La escarlatina. Difteria. Problemas pulmonares.

Section 4

PATIENT TO NURSE

(Pick out the question you wish to ask)

1. I want to see   (a) the doctor;   (b) the nurse;   (c) my wife;   (d) my husband;   (e) my family;   (f) my mother;   (g) my father;   (h) a priest; (i) a clergyman;   (j) a lawyer.

2. I want   (a) to smoke;   (b) a newspaper;   (c) a magazine;   (d) my glasses;   (e) a cup of coffee;   (f) tea;   (g) milk;   (h) sugar;   (i) salt; (j) orange juice;   (k) a Coke;   (l) iced water;   (m) to urinate;   (n) to go to the toilet;   (o) the bed pan;   (p) to lie down;   (q) to go back to bed;   (r) to get up;   (s) to sit up;   (t) to sit down.

3. May I have   (a) the medicine;   (b) something for pain;   (c) a sleeping pill.

4. I cannot   (a) sleep;   (b) eat;   (c) see well;   (d) hear well;   (e) urinate;   (f) defecate;   (g) walk;   (h) get up.

5. I have a pain in my   (a) head;   (b) back;   (c) chest;   (d) stomach; (e) wound;   (f) arm;   (g) shoulder;   (h) neck;   (i) kidneys; (j) lower abdomen;   (k) legs.

6. Am I better? Am I worse?

    Yes, you are better.   You are about the same.

7. When   (a) is the doctor coming?   (b) will they serve the food?   (c) may I get up?   (d) may I walk?   (e) may I go home?

    (a) This morning, afternoon, tonight, not yet.   (b) in half an hour; you cannot have food yet.   (c) Not yet.   (d) Tomorrow (See time expressions) (e) We will have to ask the doctor.

8. Please   (a) turn my pillow;   (b) raise the upper part of my bed;   (c) raise the lower part of my bed;   (d) lower the lower part of my bed;   (e) lower the bed a bit so I can get my feet to the floor.

9. I would like   (a) to write a letter;   (b) to call my mother, husband, etc; (c) order a TV; a book from the library.

Sección 4

DEL PACIENTE
A LA ENFERMERA

(Seleccione la pregunta que usted desee hacer)

1. Deseo ver (a) al médico; (b) a la enfermera; (c) a mi esposa; (d) a mi esposo; (e) a mi familia; (f) a mi mamá; (g) a mi papá; (h) a un sacerdote; (i) a un ministro o pastor; (j) a un abogado.

2. Deseo (a) fumar; (b) un periódico; (c) una revista; (d) mis anteojos (espejuelos); (e) una taza de café; (f) té; (g) leche; (h) azúcar; (i) sal; (j) jugo de naranja; (k) una Coca-cola; (l) agua fría; (m) orinar; (n) ir al baño; (o) la cuña, o chata; (p) acostarme; (q) volver a la cama; (r) levantarme; (s) sentarme en la cama; (t) sentarme.

3. ¿Puedo tomar (a) la medicina? (b) algo para el dolor? (c) una pastilla para dormir?

4. Yo no puedo (a) dormirme; (b) comer; (c) ver bien; (d) oir bien; (e) orinar; (f) corregir; (g) caminar; (h) levantarme.

5. Tengo dolor (a) de cabeza; (b) de espalda, o cintura; (c) en el pecho; (d) de estómago; (e) en la herida; (f) en el brazo; (g) en el hombro; (h) en el cuello; (i) en los riñones; (j) en el bajo vientre; (k) en las piernas.

6. ¿Estoy mejor? ¿Estoy peor?

   Sí, usted está mejor.   Usted está más o menos igual.

7. ¿Cuándo (a) viene el doctor? (b) van a servir la comida? (c) puedo levantarme? (d) puedo caminar? (e) irme para la casa?

   (a) Esta mañana, esta tarde, esta noche, todavía. (b) Dentro de media hora; usted no puede comer todavía. (c) Todavía. (d) Mañana (Ver expresiones de tiempo) (e) Se lo tendremos que preguntar al doctor.

8. Tenga la bondad de (a) virarme la almohada; (b) alzar la cabecera de la cama; (c) alzar la parte baja (los pies) de la cama; (d) bajar la parte baja (los pies) de la cama; (e) bajar un poco la cama para poner los pies en el suelo.

9. Yo quisiera (a) escribir una carta; (b) llamar a mi mamá, esposo, etc; (c) pedir que me traigan un televisor; un libro de la biblioteca.

Section 5

NURSE TO PATIENT

Greetings and matter-of-fact expressions:

1. Did you call? Just a minute, please. What is your problem?

2. Good morning. How are you today? Did you sleep well?

3. Good afternoon. Do you feel better? Do you want anything?

4. Good evening. What can I do for you?

5. Good night. I hope you sleep well tonight.

6. This is the call light. When you press this button a light will go on and call the nurse.

7. You push this knob to raise the head of your bed.

8. You push this knob to raise the entire bed.

9. You turn this handle in order to raise or lower your table.

10. Visiting hours are from 11 a.m. to 8 p.m.

11. What is your religion   (a) Catholic?   (b) Baptist?   (c) Methodist? (d) Presbyterian?

12. The priest is here in the hospital. Would you like to see him?

13. Would you like to have communion before your operation?

14. Would you like to see a minister?

15. How do you feel? Are you all right now?

16. Do you feel weak or strong?

17. Don't be afraid. It is nothing serious.

Sección 5

DE LA ENFERMERA AL PACIENTE

Saludos y otras expresiones:

1. ¿Usted llamó? Un momento por favor. ¿Cuál es su problema?

2. Buenos días. ¿Cómo está usted hoy? ¿Durmió bien?

3. Buenas tardes. ¿Se siente mejor? ¿Quiere algo?

4. Buenas noches. ¿Qué desea?

5. Buenas noches. Espero que duerma bien esta noche.

6. Esta es la luz para cuando tenga que llamar. Cuando apriete este botón se enciende la luz y llama a la enfermera.

7. Empuje esta perilla para levantar la cabecera de la cama.

8. Empuje esta perilla para levantar toda la cama.

9. Dé vueltas a esta palanca para subir o bajar la mesa.

10. Las horas de visita son de las 11 de la mañana a 8 de la noche.

11. ¿A qué religión pertenece   (a) la católica?   (b) la bautista?   (c) la metodista?   (d) la presbiteriana?

12. El sacerdote está aquí en el hospital. ¿Quisiera usted verlo?

13. ¿Quiere tomar la comunión antes de la operación?

14. ¿Quiere que venga a verle un pastor o ministro?

15. ¿Cómo se siente? ¿Está bien?

16. ¿Se siente débil o fuerte?

17. No tema. No es nada serio.

NURSE TO PATIENT (continued)

18. Are you warm now? Do you feel sleepy?

19. Are you thirsty? Do you want ice water?

20. Are you hungry? You are not eating anything.

21. What have you taken?

22. Did you take the medicine?

23. Did you take the pills?

24. Open your mouth and take this, please.

25. Have you vomited? Do you feel dizzy?

26. Here is some mouthwash.

27. Don't swallow it. Spit it out.

28. I am going to give you a back rub.

29. I am going to give you a bath.

30. I am going to take your blood pressure.

31. The pressure is   (a) normal,   (b) a little high,   (c) low.

32. Please take this pill, it is   (a) a tranquilizer,   (b) an analgesic.

33. It is time to wash your personal area.

34. It is time to change your dressing.

35. Can you turn over on   (a) your right side?   (b) your left side?

36. Do you want to sit up a little?

37. Do you want the bed pan?

38. Have you urinated?

39. Have you any difficulty in urinating?

40. Do you urinate involuntarily?

41. When was the last time you urinated?

42. Have you had a bowel movement?

43. Are you constipated?

DE LA ENFERMERA AL PACIENTE (continuación)

18. ¿No tiene frío ahora? ¿Tiene sueño?

19. ¿Tiene sed? ¿Quiere agua fría?

20. ¿Tiene hambre? Ud. no puede comer nada.

21. ¿Qué ha tomado?

22. ¿Tomó la medicina?

23. ¿Tomó las pastillas?

24. Abra la boca y tómese esto, por favor.

25. ¿Vomitó? ¿Se siente mareado?

26. Aquí tiene Ud. para enjuagarse la boca.

27. No se lo trague. Escúpalo.

28. Voy a frotarle la espalda.

29. Voy a bañarle.

30. Voy a tomarle la presión arterial.

31. La presión está   (a) normal,   (b) un poquito alta,   (c) baja.

32. Tómese esta pastilla, es   (a) un calmante para los nervios,   (b) un calmante para el dolor.

33. Vamos a lavarle sus partes.

34. Vamos a cambiarle el vendaje.

35. ¿Puede virarse   (a) para la derecha?   (b) para el lado izquierdo?

36. ¿Quiere sentarse un rato?

37. ¿Quiere la cuña, o la chata?

38. ¿Ha orinado?

39. ¿Tiene dificultad en orinar?

40. ¿Se orina Ud. sin control?

41. ¿Cuándo fué la última vez que orinó?

42. ¿Ha corregido usted?

43. ¿Está estreñido?

NURSE TO PATIENT (continued)

44. Call me when you want   (a) to get up,   (b) to go to the toilet.

45. You may take a bath or shower anytime you want.

46. You are to remain in bed.

47. You may not get out of bed by yourself.

48. You may not sit up in bed.

49. I am going to make your bed.

50. You must not smoke.

51. Are you in pain?

52. Let me take your pulse.

53. Do you have chills?

54. You are going home   (a) today,   (b) tomorrow,   (c) in 2 or 3 days.

55. Where does it hurt you: (a) in the back?   (b) in the chest?   (c) in the arm?   (d) in the shoulders?   (e) in the leg?   (f) in the side of your chest?   (g) in the wrist?   (h) in the ankle?   (i) in the neck?   (j) in the head?   (k) to swallow?   (l) in your toes?   (m) in the pit of your stomach?

56. Stretch your arms out, please.

57. Are you dizzy?

58. Take a deep breath.

59. Hold your breath.

60. Breathe normally.

61. It is time to go back to bed.

62. Press the button if you need me.

(EXERCISES)

63. It is time to exercise your legs.

64. Sit down. Stand up. Lie down.

65. Walk a little. Stretch your legs.

66. Raise your   (a) left arm,   (b) right arm.   Raise it higher.

DE LA ENFERMERA AL PACIENTE (continuación)

44. Llámeme cuando quiera   (a) levantarse,   (b) ir al baño.

45. Puede bañarse cuando Ud. quiera.

46. Usted tiene que permanecer acostado.

47. Usted no puede levantarse sin que le ayuden.

48. Usted no puede sentarse en la cama.

49. Voy a arreglarle la cama.

50. Usted no puede fumar.

51. ¿Tiene dolor?

52. Déjeme tomarle el pulso.

53. ¿Tiene escalofrío?

54. Usted podrá irse para su casa   (a) hoy,   (b) mañana,   (c) dentro de dos o tres días.

55. ¿Dónde le duele: (a) en la espalda?   (b) en el pecho?   (c) en el brazo?
(d) en los hombros?   (e) en la pierna?   (f) en un costado del pecho?
(g) en la muñeca?   (h) en el tobillo?   (i) en el cuello?   (j) en la cabeza?
(k) al tragar?   (l) en los dedos de los pies?   (m) en la boca del estómago?

56. Estire los brazos, por favor.

57. ¿Tiene mareo, o vértigo?

58. Respire profundo.

59. Aguante la respiración.

60. Respire normalmente.

61. Vamos para la cama otra vez.

62. Apriete el botón si me necesita.

(EJERCICIOS)

63. Vamos a hacer un poco de ejercicio con las piernas.

64. Siéntese. Párese. Acuéstese.

65. Camine un poco. Estire las piernas.

66. Levante   (a) el brazo izquierdo,   (b) el brazo derecho. Más alto.

NURSE TO PATIENT (continued)

67. Bend your knees.

68. Bend over.

69. Bend your head   (a) forward,   (b) backward,   (c) to the side.

70. Are your   (a) legs,   (b) hands,   (c) fingers, swollen?

71. Are your   (a) toes,   (b) fingers,   (c) legs, numb?

72. Rotate your   (a) ankle,   (b) head.

(DIET)

73. You are not to eat anything.

74. You are not to eat or drink anything.

75. Are you   (a) thirsty?   (b) hungry?

76. You may eat or drink anything you want.

77. Are you allergic to any food in particular?

78. You must drink a lot of fluids.

79. You are on a   (a) low salt diet,   (b) salt-free diet,   (c) low fat diet,
    (d) high protein diet,   (e) low calorie diet,   (f) high calorie diet,   (g) diabetic
    diet,   (h) soft diet,   (i) liquid diet,   (j) special,   (k) regular, or house
    diet,   (l) bland diet.

80. You may eat toast and eggs.

81. You may drink milk, coffee, tea, beef tea.

82. Don't you want your breakfast? Didn't you like it?

83. Don't you want your   (a) lunch,   (b) supper?

(TREATMENTS)

84. I want to take your blood pressure.

85. I need some blood for the doctor.

86. We are going to give you some blood.

87. We are going to give you an intravenous feeding.

88. It is not painful.

DE LA ENFERMERA AL PACIENTE (continuación)

67. Doble las piernas por la rodilla.

68. Inclínese hacia adelante.

69. Eche la cabeza   (a) hacia adelante,   (b) hacia atrás,   (c) hacia un lado.

70. ¿Tiene hinchazón en   (a) las piernas?   (b) las manos?   (c) los dedos?

71. ¿Tiene adormecidos   (a) los dedos de los pies?   (b) los dedos de la mano?   (c) las piernas?

72. Déle vueltas   (a) al tobillo,   (b) a la cabeza.

(DIETA)

73. Usted no puede comer nada.

74. Usted no puede comer ni beber nada.

75. ¿Tiene   (a) sed?   (b) hambre?

76. Usted puede comer o beber lo que usted quiera.

77. ¿Es usted alérgico a alguna comida en particular?

78. Tiene que tomar mucho líquido.

79. Usted está a dieta   (a) baja de sal,   (b) sin sal,   (c) de poca grasa,   (d) de muchas proteínas,   (e) de bajas calorías,   (f) de altas calorías,   (g) para diabéticos,   (h) blanda,   (i) líquida,   (j) especial,   (k) normal, o como en la casa,   (l) sin condimentos, o especias.

80. Puede comer tostadas y huevos.

81. Puede tomar leche, café, té, o caldo de carne.

82. ¿No quiere su desayuno? ¿No le gustó?

83. ¿No quiere   (a) el almuerzo?   (b) la comida?

(TRATAMIENTOS)

84. Quiero tomarle la presión.

85. Necesito sacarle una muestra de sangre.

86. Vamos a hacerle una transfusión de sangre.

87. Vamos a ponerle suero intravenoso.

88. No duele.

NURSE TO PATIENT (continued)

89. We are going to give you some oxygen. It will help you to breathe easier.

90. I want to take your temperature (a) orally, (b) rectally.

91. Where is your pain? Is it a sharp or a dull pain?

92. This injection will sting a bit, not much.

93. We want a urine specimen from you.

94. It is time for an enema.

95. You are going to X-ray.

96. The doctor has ordered your stitches out.

97. We are going to take your vaginal pack out.

98. We are going to put a plaster cast (a) on your arm, (b) on your leg.

99. You will have to be under traction.

100. You will have to use crutches.

101. You have (a) a fracture, (b) a sprain, (c) a torn ligament.

(STERILE DRESSING)

1. Your doctor wants your dressing changed.

2. I shall be very careful.

3. Your incision looks very clean.

4. You have (a) three, (b) five, (c) seven, (d) nine, (e) twelve sutures, or stitches.

5. This medication will feel a little cold.

6. Are you more comfortable now?

7. This binder gives you support.

(CATHETERIZATION—Indwelling)

1. Have you ever been catheterized?

2. Do you understand this word?

3. Your doctor has ordered it.

4. I will introduce a small tube into your bladder. Urine will drain into a bag. I shall be very gentle.

DE LA ENFERMERA AL PACIENTE (continuación)

89. Vamos a darle un poco de oxígeno. Le ayudará a respirar mejor.

90. Quiero tomarle la temperatura   (a) por la via oral,   (b) por el recto.

91. ¿Dónde le duele? ¿Es un dolor fuerte o sordo?

92. Esta inyección le va a doler un poco, no mucho.

93. Necesitamos una muestra de los orines.

94. Vamos a ponerle un lavado intestinal.

95. Vamos a hacerle una radiografía.

96. El médico ha ordenado que le quiten los puntos.

97. Vamos a quitarle los tapones vaginales.

98. Vamos a enyesarle   (a) el brazo,   (b) la pierna.

99. Tiene que estar bajo tracción.

100. Tiene que usar muletas.

101. Usted tiene   (a) una fractura,   (b) una torcedura,   (c) una desgarradura.

(VENDAJE ESTERIL)

1. El doctor quiere que le cambie el vendaje.

2. Tendré mucho cuidado.

3. La herida se ve limpia y sana.

4. Le dieron   (a) tres,   (b) cinco,   (c) siete,   (d) nueve,   (e) doce, puntos.

5. Esta preparación médica la va a sentir un poco fría.

6. ¿Se siente mejor ahora?

7. Esta ligadura le va a dar mejor sostén.

(CATETERIZACION)

1. ¿Es esta la primera vez que le pasan un catéter?

2. ¿Sabe usted lo quiere decir la palabra "catéter?"

3. El médico lo ha ordenado.

4. Le voy a poner un tubo pequeño hasta la vejiga para que el orine drene en una bolsa plástica. Tendré mucho cuidado.

NURSE TO PATIENT (continued)

5. This will keep your bladder flat during surgery, and you will not have to worry about voiding after surgery.

6. Please flex (bend) your knees.

7. Please raise your hips. Now come down.

8. This solution is to cleanse you. It will feel cold.

9. You are doing very well. That is all.

10. You will feel as though you will need to void. This feeling will go away after a while.

11. The tube will come out in a few days.

12. I am going to remove your catheter. It will not hurt at all.

13. Now you will have the responsibility for voiding. Call us when you have to go. We want to measure the amount.

(IRRIGATION. BLADDER. GASTRIC)

1. It will not hurt.

2. I am going to irrigate your tube with a solution.

(ENEMAS)

1. You will need an enema because you have not had a bowel movement.

2. I shall give you the enema slowly, and I will stop for a minute if you feel discomfort.

3. There is only this much solution.

4. This oil will lubricate and soften the stool. Please hold it in for about twenty minutes.

5. This enema is to help you get rid of gas (flatus), and will make you feel more comfortable.

6. Now, on bedpan or to bathroom.

(COLOSTOMY CARE)

1. I am going to change your colostomy bag.

2. I am going to irrigate your colostomy.

3. Perhaps you will like to help me.

DE LA ENFERMERA AL PACIENTE (continuación)

5. Esto le mantendrá la vejiga vacía durante la operación, y así Ud. no tendrá que preocuparse de eliminar después de la operación.

6. Doble las rodillas, por favor.

7. Levante las caderas, por favor. Bájelas.

8. Esta solución es para limpiarle. La va a sentir fría.

9. Muy bien. Eso es todo.

10. Va a tener la sensación de que desea orinar, pero esta sensación desaparecerá al poco rato.

11. El tubo se lo quitaremos dentro de unos días.

12. Voy a quitarle el catéter. No le va a doler.

13. Ahora ya Ud. podrá eliminar por su cuenta. Llámenos cuando quiera ir, pues queremos medir la cantidad que orina.

(IRRIGACION DE LA VEJIGA. GASTRICA)

1. No le va a doler.

2. Le voy a hacer una irrigación con una solución.

(LAVADOS)

1. Le vamos a poner un lavado porque usted no ha corregido.

2. Le voy a poner el lavado despacio, y pararé por un minuto si es que usted se siente alguna molestia.

3. Solamente queda esta cantidad.

4. Este aceite es para lubricar y ablandar el excremento. Trate de aguantarlo por unos veinte minutos.

5. Este lavado es para ayudarle a eliminar los gases intestinales para que usted se sienta más cómodo.

6. Ahora, siéntese en la cuña (chata), o vaya al inodoro.

(COLOSTOMIA, O ANO ARTIFICIAL)

1. Le voy a cambiar la bolsa.

2. Voy a irrigarle el área de la operación.

3. ¿Quiere usted ayudarme?

NURSE TO PATIENT   (continued)

(COMPRESSES)

1. **Cold.** This cold, moist pack will help you reduce the inflammation. It looks better today.

2. **Hot.** This warm, moist pack will feel soothing and will help you localize the infection. We will apply these packs continuously.

(BATH)

1. **Tub.** It is bath time. Would you like to take a tub bath?

2. **Medicated tub bath.** The doctor ordered a medicated tub bath to help your rash.

3. **Sitz.** The doctor ordered a Sitz bath. I shall help you. This is the temperature gauge for the water (105°). Please sit on this soft towel (towel may cover a plastic, inflated ring). You will sit here for 20 minutes, and I will check on you often. This is the emergency cord in case you need me. Does the water feel comfortable?

4. **Sponge.** I am going to sponge you with cold water in order to lower your temperature. This will feel pleasant.

(SOAKS)

1. We need to soak your (a) foot, (b) hand, in this solution in order to heal it. The solution will feel soothing, and either (a) warm, or (b) cool.

(SKIN PREPARATION BEFORE SURGERY)

I have come to shave the area where you will have surgery. It is necessary to keep the area very clean and free of hair. I will come again tomorrow.

(PARACENTESIS, ABDOMINAL)

The doctor is going to drain some of the fluid from your abdomen. He will want you to sit on the edge of the bed. You will feel better afterwards. He will anesthetize the area before he inserts the drainage tube.

(THORACENTESIS)

The doctor is going to take the fluid from your chest (pleural area), and you will feel much better. He wants you to sit in this chair and lean the front of your head against the back of the chair. He will insert a needle into your back, but he will put anesthetic in it. I will stay with you.

DE LA ENFERMERA AL PACIENTE (continuación)

(COMPRESAS)

1. **Fría.** Esta compresa fría y húmeda es para bajarle la inflamación. Está mucho mejor hoy.

2. **Caliente.** Esta compresa caliente y húmeda le aliviará y además es para evitar que la infección se extienda. Se las pondremos contínuamente.

(BAÑOS)

1. **En bañadera.** Es la hora del baño. ¿Quiere bañarse en la bañadera?

2. **En bañadera con una preparación médica.** El doctor ha ordenado que se bañe con esta preparación médica para aliviarle la erupción.

3. **Baño de asiento.** El doctor ha ordenado que se dé un baño de asiento. Yo le ayudaré. Este el termómetro de la temperatura del agua (a 105 grados). Siéntese en esta toalla; quédese sentado por 20 minutos y yo vendré a menudo para ver como está usted. Esta es la cuerda de emergencia para llamarme en caso que me necesite. ¿Se siente usted bien?

4. **De esponja.** Le voy a dar un baño con una esponja y agua fría para bajarle la temperatura. Se va a sentir muy bien.

(INMERSION, O REMOJO)

1. Tenemos que meterle (a) el pie, (b) la mano, en esta solución para que sane. Esta solución le aliviará, y será o bien (a) tibia, o (b) fresca.

(PREPARACION DE LA PIEL ANTES DE LA OPERACION)

Vengo a rasurarle el área donde le van a operar. Es necesario que esta parte esté bien limpia, y sin vellos o pelo. Mañana vuelvo.

(PARACENTESIS ABDOMINAL, O DRENAJE ABDOMINAL)

El doctor le va a extraer, o sacar, un poco del líquido abdominal. Usted tendrá que sentarse en el borde de la cama. Usted va a sentirse mucho mejor después. El doctor le va a anestesiar el lugar donde le va a poner el tubo para el drenaje.

(TORACENTESIS, O DRENAJE DE LA PLEURA)

El doctor le va a extraer líquido de la pleura para que usted se sienta mejor. Usted tendrá que sentarse en esta silla y recostar la cabeza contra el respaldo de la silla. El doctor le insertará una aguja en la espalda después de anestesiar esa área. Yo estaré con usted para ayudarle.

NURSE TO PATIENT (continued)

(SPINAL TAP)

The doctor is going to take a small amount of fluid from your spine in order to examine it. He wants you on your left side with your knees up to your chest. He will put some cold solution on your back and you will feel a little poke. You must keep very still. I will be here with you. He may feel the vein in your neck but this will not hurt.

(TRACTION)

We need to move you up in bed because your feet are almost touching the foot of the bed. Your traction is working well. You may turn (a) to the left, (b) to the right. Hold on to the bed rail and turn.

(SUCTION, Gomco)

This machine will help you to get rid of the phlegm in your throat. I will put this tube in your throat and pull up the mucus that is bothering you. I will be quick but gentle.

(CLEAN SPECIMEN COLLECTION)

Here is the bedpan. I will wash you with this clean washcloth. Then I want you to urinate into the bedpan. I will catch a small amount of urine in this receptacle. It will go to the laboratory.

(CIRCLE-ELECTRIC BED)

We are going to turn you on your (a) abdomen, (b) back, now. You will be safe. We will be very careful.

(WHEELCHAIR)

1. I am going to take you to (a) physical therapy, (b) X-ray, (c) occupational therapy, (d) your car.

2. Please stand on your good foot. Do not put weight on your sore foot. Put your hand on the arm of the wheelchair. Sit down.

3. Hold my neck. I will help you sit in the wheelchair.

(ZOALITE)

This light will help you heal your sore spot. It is necessary to keep your skin covered because the light is penetrating. I will turn it off in 20 minutes.

(CASTS)

1. Your leg needs to be elevated on pillows to help your circulation. We shall be very gentle when we move you.

2. Hang on to the trapeze bar and help us lift you up in bed when we say "now."

DE LA ENFERMERA AL PACIENTE (continuación)

(PUNCION DE LA COLUMNA)

El doctor le va a sacar un poco del líquido raquídeo, o de la columna espinal, para examinarlo. Usted tendrá que acostarse del lado izquierdo con las rodillas apretadas hacia el pecho. El le aplicará una solución fría en la espalda, y usted sentirá un pinchazo, pero usted no debe de moverse. Yo estaré aquí con usted. Puede ser que el médico le toque la vena en el cuello, pero no le dolerá.

(TRACCION)

Necesitamos subirlo un poco porque sus pies están casi tocando la cama. Las pesas para la tracción están funcionando bien. Usted puede virarse (a) a la izquierda, (b) a la derecha. Aguántese de la baranda de la cama y vírese.

(EXTRACCION DE LA FLEMA)

Este aparato le ayudará a eliminar la flema de la garganta. Yo le voy a poner este tubo en la garganta para sacarle la mucosa que le está molestando. Lo haré rápida y suavemente.

(MUESTRA DE LA ORINA)

Aquí está la cuña, o chata. Le voy a lavar con esta toallita limpia, y después quiero que orine en la cuña, o chata. Cuando termine yo recogeré un poco de la orina en un recipiente para enviarlo al laboratorio.

(CAMA CIRCULAR ELECTRICA)

Le vamos a girar, o dar vueltas (a) en el abdomen, o vientre, (b) de espaldas. No tenga miedo. Tendremos mucho cuidado.

(LA SILLA DE RUEDAS)

1. Le voy a llevar al departamento (a) de fisioterapia, (b) de rayos X, (c) de terapia ocupacional, (d) a su coche, o auto.

2. Sírvase pararse en su pie bueno. No se afinque en su pie malo. Ponga la mano en el brazo de la silla de ruedas. Siéntese.

3. Abrácese de mi, a mi cuello. Le voy a ayudar a sentarse en la silla de ruedas.

(TRATAMIENTO CON LUZ ZOALITE)

Esta luz le ayudará a que sane donde le duele. Es necesario tapar o cubrir la piel porque la luz tiene rayos muy penetrantes. Yo la apagaré en unos viente minutos.

(ENYESADO)

1. Tenemos que poner su pierna sobre almohadas para que le ayude a la circulación. Tendremos mucho cuidado al moverle.

2. Sujétese del trapecio y ayúdenos a levantarlo en la cama cuando le digamos "ahora."

NURSE TO PATIENT (continued)

3. Is your cast too tight? Where?

4. Your toes look pink and feel warm.

5. Please wiggle your toes.

6. I am going to roll you on the bedpan.

(DANGLING, After Surgery)

The doctor has ordered you to sit on the edge of the bed in order to improve your circulation. This will be easier every time that you do it. Your incision is all right.

(DOUCHE)

Do you understand what a douche is? I will put you on the bedpan in order to catch the solution. I will irrigate the vaginal tract with a very soothing solution in order to prevent infection. This will be refreshing to you.

(TEETH)

Here is your toothbrush with toothpaste. Please spit in this basin. One cup of water is to rinse your toothbrush, the other cup is to rinse your mouth.

DE LA ENFERMERA AL PACIENTE (continuación)

3. ¿Le aprieta mucho el yeso? ¿Dónde?

4. Los dedos de los pies están rosados y tienen calor.

5. Mueva los dedos de los pies, por favor.

6. Voy a darle media vuelta para ponerlo en la cuña, o chata.

(SENTADO EN LA CAMA CON LOS PIES HACIA ABAJO)

El doctor ha mandado que usted se siente en el borde de la cama con los pies hacia abajo, colgando, para ayudar a la circulación. Le será cada vez más fácil el hacerlo. La herida está bien.

(LAVADO VAGINAL)

¿Sabe usted lo que es esto? La voy a sentar en la cuña, o chata, para recoger el líquido. Le vamos a lavar el conducto vaginal con una solución muy suave para evitar cualquier infección. Esto le refrescará.

(LOS DIENTES)

Aquí tiene su cepillo de dientes y pasta dental. Escupa en esta vasija. Uno de los vasitos de agua es para enjuagar el cepillo, y el otro vasito es para enjuagarse la boca.

Section 6

OBSTETRICS

ADMISSION NURSING NOTES

1. How many children have you had?

2. How many times have you been pregnant?

3. Expected date of confinement.

4. Have you had any stillborn babies?

5. What time did the contractions begin?

6. Present frequency.

7. Duration. How far apart?

8. Have the membranes ruptured? When?

9. Color and odor of fluid.

10. Color and amount of vaginal drainage.

11. Time of last intake. Kind and amount.

12. Do you have pain?

13. Show me where.

14. Do you need a pain pill?

15. Do you need a pain shot?

16. Are your breasts sore or filling up?

17. This pill is to dry up your breasts.

18. It is not time for your pain pill yet.

Sección 6

OBSTETRICIA

NOTAS PARA LA ENFERMERA QUE DA INGRESO

1. ¿Cuántos hijos ha tenido usted?

2. ¿Cuántas veces ha estado en estado?

3. ¿Cuándo espera dar a luz?

4. ¿Ha tenido algún aborto natural?

5. ¿Cuándo le empezaron las contracciones?

6. ¿Cuánto le duran?

7. ¿Con qué frecuencia las tiene?

8. ¿Ya se le rompieron las bolsas? ¿Cuándo?

9. ¿Qué color y olor tenía el líquido?

10. Cantidad y el color del flujo vaginal.

11. ¿Cuándo fue la última vez que comió o tomó algo? ¿Qué fue y cuál fue la cantidad?

12. ¿Tiene dolores?

13. Indíqueme donde.

14. ¿Necesita tomar alguna pastilla para calmar el dolor?

15. ¿Necesita alguna inyección para calmar el dolor?

16. ¿Le duelen los pechos, o se los siente llenos?

17. Esta pastilla es para aguantarle la leche.

18. Todavía no es hora de tomar la pastilla.

OBSTETRICS   (continued)

19. Do you feel dizzy?

20. Have your bowels moved? When?

21. Have you urinated?

22. We need a urine specimen from you.

23. Are you going to nurse the baby?

24. Is your Rh factor positive or negative?

25. Have any of your previous babies had jaundice?

26. Name of your pediatrician.

27. Do you have any artificial limbs?

28. Do you wear glasses or contact lenses?

29. Do you have dentures?

30. Do you use any hearing aid?

31. What is your present weight?

32. How much have you gained in weight?

33. Do you have a cold now?

34. Are you taking any medications now?

35. Did you bring any medications with you?

36. Have you ever had cortisone?

37. Any complications of other pregnancies?

ALLERGIES AND SENSITIVITIES

38. Are you allergic to penicillin or other antibiotics?

39. Are you allergic to morphine, codeine, or other narcotics?

40. Are you allergic to Novocain, or other anesthetics?

41. Are you allergic to aspirin, or other pain remedies?

42. Are you allergic to sulfa drugs?

43. Are you allergic to tetanus antitoxin, or other serums?

OBSTETRICIA (continuación)

19. ¿Tiene mareos?

20. ¿Ha evacuado el intestino, o corregido? ¿Cuándo?

21. ¿Ha orinado?

22. Queremos recogerle los orines para analizarlos.

23. ¿Va usted a darle el pecho a la criatura, o bebé?

24. ¿Es su factor Rh positivo o negativo?

25. ¿Han tenido ictiricia algunas de sus otras criaturas?

26. ¿Cómo se llama su pediatra, o el médico de su niño?

27. ¿Tiene usted algún miembro artificial?

28. ¿Usa usted lentes, o lentes de contacto?

29. ¿Tiene dientes, o dentadura postiza?

30. ¿Usa usted algún aparato para oir?

31. ¿Cuál es su peso actual?

32. ¿Cuánto ha aumentado de peso?

33. ¿Tiene usted catarro, o resfriado?

34. ¿Está usted tomando alguna medicina?

35. ¿Trajo algunas medicinas con usted?

36. ¿Le han recetado alguna vez la cortisona?

37. ¿Ha tenido complicación alguna en partos anteriores?

ALERGIAS Y REACCIONES

38. ¿Es alérgica a la penicilina u otros antibióticos?

39. ¿Es alérgica a la morfina, codeina, u otros narcóticos?

40. ¿Es alérgica a la Novocaina, u otros tipos de anestesia?

41. ¿Es alérgica a la aspirina, u otros analgésicos?

42. ¿Es alérgica a las sulfas?

43. ¿Es alérgica al suero antitetánico, u otros sueros?

OBSTETRICS (continued)

44. Are you allergic to adhesive tape?

45. Are you allergic to iodine, or other antiseptics?

46. Are you allergic to any other drugs or medications?

47. Are you allergic to any kind of food?

48. Are you allergic to anything in particular?

COMPLICATIONS
DURING THIS PREGNANCY

49. Have you suffered from   (a) edema?   (b) hypertension?   (c) diarrhea?
(d) asthma?   (e) diabetes?   (f) rheumatic fever?   (g) epilepsy?

50. Have you had an infection   (a) of the bladder?   (b) of the kidney?   (c) of the
vagina?   (d) of any kind?

51. Have you been exposed to a communicable disease?

GENERAL QUESTIONS

52. Are you thirsty?

53. Are you hungry?

54. Do you want to go to the bathroom?

55. Do you want to get up and walk now?

56. Do you have someone to take care of your family?

DELIVERY ROOM

57. Breathe slower.

58. Take a long breath, blow it out, take another; now, push as if you were going to move
your bowels.

59. The head is coming. Push again.

60. Stop pushing now.

61. Do your stitches hurt?

62. Do you want the bedpan?

OBSTETRICIA (continuación)

44. ¿Le produce alergia o reacción el esparadrapo?

45. ¿Es alérgica al yodo, u otros antisépticos?

46. ¿Es alérgica a alguna otra droga o medicamento?

47. ¿Qué alimentos le producen alergia?

48. ¿Hay algo en particular que le produzca alergia o reacción?

COMPLICACIONES QUE HAYA TENIDO DURANTE ESTE EMBARAZO

49. ¿Ha tenido usted   (a) edema pulmonar?   (b) la presión alta?   (c) diarreas?
(d) asma?   (e) diabetis?   (f) fiebre reumática?   (g) epilepsia?

50. ¿Ha tenido infección   (a) de la vejiga?   (b) de los riñones?   (c) de la
vagina?   (d) de alguna otra clase?

51. ¿Ha estado expuesta a alguna enfermedad contagiosa?

PREGUNTAS GENERALES

52. ¿Tiene usted sed?

53. ¿Tiene usted hambre?

54. ¿Quiere usted ir al baño?

55. ¿Quiere usted levantarse y caminar?

56. ¿Tiene usted alguien que le cuide la familia?

EN LA SALA DE PARTOS

57. Respire más despacio.

58. Respire profundo, exhale el aire, y vuelva a respirar otra vez; ahora, puje como si
fuera a evacuar, o a corregir.

59. Ahí viene la cabeza. Puje otra vez.

60. Deje de pujar ya.

61. ¿Le duelen los puntos?

62. ¿Quiere usar la cuña, o la chata.

Section 7

PEDIATRICS

HISTORY SHEET

1. Name.   2. Admission weight.   3. Birthdate.

PRESENT ILLNESS

1. What signs of illness or injury caused your child to be brought to the hospital?

2. How long has your child been ill?

3. Has your child had treatment before coming to the hospital? Where? By whom? Any medications being taken now?

4. Has your child been ill before? When?

5. Has your child been eating well in the past few days?

6. Diarrhea? Vomiting? Constipation?

7. Has your child had a fever? How much? How long?

PAST HISTORY

1. Type of labor and delivery. Full term? Premature?

2. Delivered at what hospital, city, state, and what is the birth weight.

3. State of health during the first few weeks (cyanosis, hemorrhages, skin eruptions).

4. Development: Teeth eruption: normal, early, or late. Walked at what age? Sat alone at what age? Talked at what age?

5. Grade in school.

6. Has your child been in any hospital before? What hospital?

Sección 7

PEDIATRIA

HOJA CLINICA

1. Su nombre.   **2** Peso al ingresar.   **3** Fecha de nacimiento.

ENFERMEDAD ACTUAL

1. ¿Qué indicios de enfermedad o de lesión, hizo que usted trajese el niño al hospital?

2. ¿Cuánto tiempo hace que el niño está enfermo?

3. ¿Ha estado el niño bajo algún tratamiento antes de traerlo al hospital? ¿Dónde y por quién ha sido tratado? ¿Qué medicinas está tomando ahora?

4. ¿Ha estado el niño enfermo antes, y cuándo?

5. ¿Ha estado comiendo bien últimamente?

6. ¿Tiene diarreas, vómitos, o padece de estreñimiento?

7. ¿Ha tenido fiebre? ¿Cuánta, y que tiempo le duró?

HISTORIAL

1. ¿Qué tipo de parto tuvo usted, muy laborioso? ¿El embarazo duró nueve meses, o dió a luz antes?

2. ¿En qué hospital, ciudad, y estado dió a luz, y cuánto pesó?

3. ¿Cuál fue el estado de salud del niño durante las primeras semanas? ¿Tuvo cianosis, hemorragias, o erupción de la piel?

4. En relación con su desarrollo: ¿Los dientes le salieron normalmente, antes de tiempo, o atrasados? ¿A qué edad caminó? ¿Cuándo se sentó solo? ¿Cuándo empezó a hablar?

5. ¿En qué grado está en la escuela?

6. ¿Ha estado antes en un hospital? ¿Qué hospital?

PEDIATRICS (continued)

7. Operations and/or injuries (include year).

8. Previous diseases with dates: (a) asthma or hay fever,   (b) bronchitis, (c) chicken pox,   (d) convulsions,   (e) ear infection,   (f) kidney disease, (g) measles,   (h) measles, 3-day or German,   (i) meningitis,   (j) mumps, (k) rheumatic fever,   (l) scarlet fever,   (m) tonsillitis,   (n) whooping cough,   (o) other.

9. Has your child been exposed to red measles, whooping cough, scarlet fever, chicken pox, mumps, or other contagious diseases within the last three weeks?

10. Immunizations and dates: (a) tuberculin test,   (b) diphtheria, tetanus, and whooping cough series,   (c) Salk polio (injection),   (d) smallpox vaccination, (e) Sabin oral polio (sugar cubes),   (f) measles vaccination.

11. Does he have any allergies?

12. Feeding history (infants only):   (a) breast fed?   (b) bottle fed?   (c) how often?   (d) when weaned?

13. When were the following started?   (a) orange juice,   (b) cereal,   (c) fruit, (d) vegetables,   (e) meat,   (f) vitamins.

14. What formula and diet are being taken now?

15. What vitamins are being taken now?

FAMILY HISTORY

1. (a) Father, age and health;   (b) Mother, age and health;   (c) Brothers, age and health;   (d) Sisters, age and health;   (e) Children who have died and cause of death.

2. Any of the following diseases in the family? Allergies: hay fever, asthma, hives, or drug reactions. Tuberculosis, diabetes, hemophilia, congenital defects.

3. Any illnesses in the family at present?

FOR CHILDREN 1 TO 8 YEARS OLD

EATING HABITS

1. Does he have an appetite?

2. What are his favorite foods?

PEDIATRIA (continuación)

7. ¿Qué operaciones y, o lesiones ha tenido? Diga el año.

8. Enfermedades que ha tenido y la fecha: (a) asma,   (b) bronquitis,
   (c) varicelas,   (d) convulsiones,   (e) otitis, o infección del oído,   (f) mal
   de los riñones,   (g) sarampión fuerte,   (h) sarampión de tres días, o
   alemán,   (i) meningitis,   (j) paperas,   (k) fiebre reumática,   (l) fiebre
   escarlatina,   (m) amigdalitis,   (n) tosferina,   (o) otras.

9. ¿Ha estado su hijo expuesto en las últimas tres semanas al contagio del sarampión, la
   tosferina, la fiebre escarlatina, las varicelas, las paperas, otra enfermedad
   contagiosa?

10. Vacunas y fechas en que fue vacunado: (a) la tuberculina,   (b) difteria, tétano
    y tosferina,   (c) la vacuna Salk para la poliomielitis,   (d) la viruela,   (e) la
    oral de Sabin para la poliomielitis (cuadraditos de azúcar),   (f) la del sarampión.

11. ¿Es alérgico a algo?

12. Historial alimenticio (para los bebés solamente):   (a) le da el pecho?   (b) el
    biberón, o el pomo?   (c) ¿Cuántas veces?   (d) ¿Cuándo le quitó el pecho?

13. ¿Cuándo le empezó a dar   (a) jugo de naranjas?   (b) cereales?   (c) compotas
    de frutas?   (d) vegetales?   (e) carne?   (f) vitaminas?

14. ¿Qué fórmula y qué dieta tiene ahora?

15. ¿Qué vitaminas está tomando?

HISTORIAL DE LA FAMILIA

1. (a) El padre, edad y estado de salud;   (b) La madre, edad y estado de salud;
   (c) Hermanos, edad y estado de salud;   (d) Hermanas, edad y estado de salud;
   (e) Niños que han muerto y causa de su muerte.

2. ¿Hay alguien en la familia que padezca de las siguientes enfermedades? Alergias:
   fiebre de heno (coriza), asma, urticaria, o reacción a alguna droga? ¿De tuberculosis,
   de diabetis, de hemofilia, o de algún defecto o mal congénito?

3. ¿Hay alguien enfermo en la familia en este momento?

PARA LOS NIÑOS DE 1 A 8 AÑOS DE EDAD

HABITOS AL COMER

1. ¿Tiene apetito?

2. ¿Cuáles son sus comidas favoritas?

PEDIATRICS (continued)

3. What foods does he dislike?

4. Does he use a bottle?

5. Does he need help to eat?

6. Does he eat between meals?

7. Does he have any peculiar eating habits such as dirt, ashes, paper, hair, wool, etc.

ELIMINATION

1. Is he independent in toileting?

2. What word does he use for urination?

3. What word does he use for bowel movement?

4. Is he used to a potty chair?

5. Is he taken to the bathroom at night? At what time?

6. Does he wet the bed?

SLEEPING HABITS

1. Does he take a nap and when?

2. What is his usual bedtime hour?

3. Does he sleep alone? If not, with whom?

4. Does he sleep in a crib or large bed?

5. Does he have a bedtime prayer which he says?

6. Does he have a bedtime routine? If so, what is it?

PLAY INTERESTS

1. What type of play does he like best?

2. Is he used to playing with other children?

3. What are his favorite pets and the names of them?

4. What is his favorite type of toy?

5. What are his favorite stories?

PEDIATRIA (continuación)

3. ¿Qué no le gusta?

4. ¿Toma en biberón, o pomo?

5. ¿Necesita que lo ayuden a comer?

6. ¿Come entre comidas?

7. ¿Le gusta comer tierra, cenizas, papel, pelo, lana?

EVACUACION

1. ¿Va solo al inodoro?

2. ¿Qué palabra usa cuando quiere orinar?

3. ¿Qué palabra usa cuando quiere corregir?

4. ¿Está acostumbrado a usar la sillita?

5. ¿Hay que llevarlo al baño por la noche? ¿A qué hora?

6. ¿Se orina en la cama?

HABITOS AL DORMIR

1. ¿Duerme la siesta y cuándo?

2. ¿A qué hora se acuesta por la noche?

3. ¿Duerme solo? Si no, ¿con quién?

4. ¿Duerme en la cuna o en la cama grande?

5. ¿Reza antes de acostarse?

6. ¿Hace algo rutinario antes de acostarse? Si es así, ¿qué hace?

JUEGOS QUE LE INTERESAN

1. ¿Qué juego le gusta más?

2. ¿Está acostumbrado a jugar con otros niños?

3. ¿Cuáles son sus animales favoritos y sus nombres?

4. ¿Cuál es su juguete favorito?

5. ¿Cuáles son sus cuentos favoritos?

PEDIATRICS (continued)

PERSONAL HABITS

1. Does he brush his teeth?

2. Does he comb his hair?

3. Does he bathe himself?

4. Does he dress himself?

If there is anything else we need to know to care for your child, please include it here.

PEDIATRIA (continuación)

HABITOS PERSONALES

1. ¿Se cepilla los dientes?

2. ¿Se peina solo?

3. ¿Se baña solo?

4. ¿Se viste solo?

Si hubiere algo más que debiéramos saber para darle mejor atención a su hijo, haga el favor de incluirlo aquí.

Section 8

SURGERY

PREOPERATIVE CARE

This information is given to you so that you may know what to expect before going to the operating room. The preparation you will receive will depend on the type of surgery, and the particular wishes of your doctor. The routine preparation is as follows:

1. The time for your entrance to the hospital was set by your doctor to allow time for a thorough preparation, and to allow time for you to become acquainted with the daily routine, and the personnel of your station.

2. Following your admission to your room you may be visited by an intern who will give you a routine physical examination, and take your medical history.

3. Specimens of blood and urine for laboratory tests will be taken.

4. The skin area specific for your operation will be prepared by shaving, followed by a special soap and water wash. A nurse prepares women patients, and an orderly prepares men patients.

5. So that you will be well rested you will receive medication to help you sleep the night before the operation.

6. No food or fluids are allowed after midnight on the night before surgery.

7. In the morning you may brush your teeth, and wash your face and hands.

8. The following should be removed before surgery: (a) dentures or partial plates, about an hour before surgery; (b) bobby pins and hair decorations; (c) nail polish and lipstick, to permit the anesthetist to watch your natural color; (d) watches, rings, and other valuables, and the nurse will attach an identification card, and place them in a locked drawer in her station.

Sección 8

CIRUGIA

INSTRUCCIONES PARA ANTES DE LA OPERACION

Estas instrucciones han sido preparadas con el propósito de que usted sepa lo que hay que hacer antes de ir para el salón de operaciones. Los preparativos que se le hagan dependerán del tipo de operación, y lo que en particular indique su médico. El proceso normal es el siguiente:

1. La hora de su ingreso al hospital es de acuerdo con las instrucciones de su médico para tener tiempo de prepararlo todo, y también para darle tiempo a usted de que se vaya familiarizando con la rutina diaria del hospital, y con el personal que lo atienda.

2. Después de estar usted ya en su cuarto le visitará un médico interno para hacerle un exámen físico, y para preparar su hoja clínica, o historial clínico.

3. Le tomarán muestras de sangre y de orina para analizarlas.

4. La parte específica del cuerpo donde se va a hacer la operación será rasurada, o afeitada, y luego se la lavarán con agua y jabón especial. Las enfermeras se encargarán de las pacientes, y los enfermeros de los pacientes.

5. Para que usted esté bien descansado le darán algo de tomar para que le ayude a dormir bien la noche antes de la operación.

6. Usted no podrá comer ni beber nada después de la media noche antes de la operación.

7. Por la mañana usted podrá cepillarse los dientes, y lavarse la cara y las manos.

8. Antes de la operación usted tendrá que quitarse lo siguiente, si lo tiene puesto   (a) la dentadura postiza, o puentes, una hora antes de la operación;   (b) los ganchos del pelo, u otros adornos similares;   (c) el esmalte de las uñas y la pintura de los labios, para que el anestesista pueda ver su color natural;   (d) los relojes, anillos, u otras cosas de valor, las cuales guardará la enfermera bajo llave, y les pondrá una identificación.

SURGERY (continued)

9. Just before surgery (a) an identification will be attached to your wrist; (b) a small rubber tube, or catheter, will be inserted into the bladder for drainage of urine, for patients having abdominal surgery; (c) at a specified time you will receive a hypodermic injection and other medication which will aid you to relax and prepare you for the anesthetic.

10. About one half hour before your operation is scheduled, the surgery orderly will arrive to take you on a cart to the operating room where you will be cared for by the surgery personnel.

11. After your operation you will remain in the recovery room where you will be carefully observed until you have responded from the anesthetic.

12. Since persons other than operating room personnel are not allowed in the surgery department, it is best for relatives and friends to remain in your room in the hospital or in the surgical lounge while you are in surgery.

13. The nurse or orderly may show your relatives to the surgical lounge where the attendant will arrange for them to meet the surgeon after the operation.

YOUR CHILD IS GOING TO HAVE A TONSILLECTOMY

This leaflet has been prepared so that you may know what to expect before and after your child's surgery. This is a general description, and more specific orders may be left by your physician.

BEFORE SURGERY

1. The child should not be brought in for a tonsillectomy if he shows any sign of illness.

2. If your child has a cold or a fever, the doctor will be notified before surgery.

3. The child may not have food or liquid the morning of the surgery.

4. Many children become quite flushed after the preoperative "hypo." This is one of the side effects of the drug and it is not harmful.

5. The actual surgery time varies, but usually about 30 to 45 minutes are required for the procedure.

6. Following surgery your child will go to the recovery room where he will be carefully observed until he awakens enough to return to his room. This usually requires 2 hours.

7. Since persons other than operating room personnel are not allowed in the surgery department, it is best that you remain in the surgical lounge until your child comes back to his room. You will be called immediately when he returns to his bed.

CIRUGIA (continuación)

9. Momentos antes de la operación   (a) le pondrán una identificación en la muñeca, si ya no la tiene;   (b) le insertarán un tubo de caucho, o catéter, en la vejiga para que drene el orine, si es una operación abdominal. Este tubo se dejará insertado por unos días;   (c) a su debido tiempo le pondrán una inyección y otros medicamentos para que le ayuden a relajar los músculos y prepararle para la anestesia.

10. Una media hora antes de la operación un enfermero de la sala de cirugía le llevará en una camilla de ruedas al salón de operaciones, donde será usted atendido por el personal allí.

11. Después de la operación lo llevarán para un salón donde será atendido hasta que usted vuelva de la anestesia.

12. Ya que no se permite a nadie estar en el salón de operaciones, sólo a aquellas personas que tengan que ver con la operación, los familiares y las amistades suyas pueden quedarse en su cuarto o en la sala de espera hasta que haya terminado la operación.

13. La enfermera o un enfermero llevarán a sus familiares a la sala de espera donde una persona allí le avisará para que ella pueda ver al cirujano después de haber terminado.

LA OPERACION DE AMIGDALAS DE SU HIJO

Si a su hijo lo van a operar de las amígdalas usted debe saber a qué atenerse antes y después de la operación, para lo cual le recomendamos que lea las instrucciones siguientes, siempre y cuando su médico no haya dado otras instrucciones específicas al caso.

ANTES DE LA OPERACION

1. El niño no deberá ser operado si hay indicios de alguna otra enfermedad.

2. Si su hijo tiene un resfriado, o si tiene fiebre, habrá que informárselo al médico antes de la operación.

3. El niño no podrá comer ni tomar nada la mañana de la operación.

4. A muchos niños se les pone la cara colorada después que le han puesto la inyección antes de la operación, lo cual es uno de los efectos o reacciones que causa la inyección y no es nada malo.

5. El tiempo que pueda demorar la operación no es fijo, pero generalmente toma de unos 30 a 45 minutos.

6. Después de la operación trasladarán al niño al salón post-operatorio, donde lo observarán hasta que vuelva de la anestesia, lo cual toma generalmente unas dos horas.

7. Se le recomienda, tanto a usted como a sus familiares, que permanezcan en el salón de espera hasta que el niño lo traigan para su cuarto, en cuyo caso le avisarán a usted para que pueda estar con él.

SURGERY (continued)

AFTER SURGERY

1. Vomiting usually occurs after surgery.

2. The child may be thirsty after he awakens. Ice chips are usually tolerated best.

3. The child may appear quite flushed or rather pale following his surgery. This is probably due to the preoperative "hypo," or the anesthetic.

4. Feel free to ask the nurse any questions you may have about your child's care.

HOME INSTRUCTIONS

1. Notify your physician if any bright red bleeding occurs.

2. Keep the mouth clean by using a mild mouthwash or brushing the teeth several times a day.

3. Encourage the child to drink fluids. Avoid citrus fruit juices, crackers, and highly seasoned foods. Soft foods such as jello, ice cream, custards, and eggs are suggested. Consult your doctor for further dietary instructions.

4. For one week following surgery avoid   (a) exposure to persons other than those in the immediate family,   (b) vigorous play activities,   (c) exposure to cold.

5. Earache is not uncommon following a tonsillectomy. Unless the temperature rises, the pain is probably a result of the surgery and not an ear infection. If in doubt call your doctor.

CIRUGIA (continuación)

DESPUES DE LA OPERACION

1. El niño puede que tenga vómitos después de la operación.

2. También puede ser que tenga sed después que haya vuelto de la anestesia. En este caso se le podrá dar pedacitos de hielo, que será lo que mejor tolere.

3. El niño puede que se ponga o muy colorado o muy pálido después de la operación, lo cual probablemente sea por la anestesia.

4. Cualquier pregunta que usted desee hacerle a la enfermera sobre el estado o el cuidado del niño, la podrá hacer cada vez que lo desee.

CUANDO ESTE YA EN LA CASA

1. Avísele al médico si usted nota sangre de color rojo vivo.

2. Manténgale la boca limpia usando un enjuague suave, o cepillándole los dientes varias veces al día.

3. Procure que el niño tome mucho líquido, pero evite los jugos cítricos, las galletas de soda, y los alimentos muy sazonados. Se le recomienda le dé alimentos blandos, tales como gelatina, helados, natilla, y huevos, pero debe consultar primero con su médico para que le dé las instrucciones con respecto a lo que puede y debe de comer.

4. Durante la semana después de la operación se debe de evitar   (a) el contacto con otras personas que no sean los más allegados,   (b) los juegos de mucha actividad,   (c) que esté expuesto al frío.

5. El dolor de oídos no es nada raro en esta clase de operación, y al menos que le suba la fiebre, el dolor probablemente sea por motivo de la operación y no que haya infección en el oído. En caso de alguna duda consúltelo con su médico.

Section 9

SPECIAL CARE SITUATIONS

I. ISOLATION CARE

These instructions have been prepared to help you understand what is meant when your doctor requests that you are to be cared for in isolation. Some of the reasons are:

1. Your doctor may be evaluating your illness with several possible diagnoses in mind. Until he is certain what is causing you to be ill he may request that special precautions be taken in your care.

2. When you are ill you are more susceptible to other illnesses as your resistance is low. For this reason, those who care for you will take additional precautions to avoid subjecting you to unnecessary exposures.

3. Your illness may be transmitted to others. Precautions will be taken to avoid this possibility.

4. Certain city and state public health regulations may make it necessary to place you in isolation depending on your diagnosis. The main principles in isolation are to avoid introducing any new microorganisms to you and to prevent the spread of that microorganism that has caused you to be ill. We know that various types of micro-organisms such as bacteria, virus, etc., cause different types of illnesses. We also know that various types of microorganisms gain entrance and leave the body in various ways. Therefore, the precautions taken in caring for isolated persons is variable. In some instances the nurse will wear both a mask and a gown while coming in close contact with you. In some suspected or communicable diseases, the nurse may use the gown only.

It may be necessary to use precautions in handling the dishes and equipment used in your care. Your nurse will explain this to you on the basis of your diagnosis. We want to protect your visitors from possible contact too. They will be limited in number. A protective cape may cover their clothing while visiting you. A mask may be worn, depending on what has caused your illness. In any case, your visitors should refrain from handling things in your room or from kissing. Your nurse will give further explanations on your care in isolation.

Sección 9

SITUACIONES QUE REQUIEREN ATENCION ESPECIAL

I. PARA LOS QUE TENGAN QUE ESTAR AISLADOS DE OTRAS PERSONAS

Estas instrucciones son para que usted entienda bien el por qué el médico ha pedido que usted esté aislado.

1. Porque es posible que su médico esté estudiando aún cual es el origen de su enfermedad, y hasta que él no tenga la seguridad de lo que le está ocasionando su mal, él tendrá que tomar las precauciones necesarias para su cuidado.

2. Cuando una persona está enferma es muy suceptible al contagio pues las defensas del cuerpo están bajas. Por esto, las personas al cuidado suyo tomarán todas las precauciones necesarias para evitar que usted esté expuesto a cualquier contagio.

3. Su enfermedad puede ser transmisible a otras personas y hay que tomar las precauciones necesarias para evitarlo.

4. Hay ciertas medidas de salubridad, tanto de la ciudad como del estado, que dictaminan que los pacientes estén aislados de acuerdo con el diagnóstico del médico. Lo más importante en el aislamiento de un paciente es evitar que esté expuesto a ciertos microbios y también el evitar la propagación de aquellos microbios que le hayan causado la enfermedad. Es bien sabido de todos que ciertos microorganismos, tales como las bacterias, los virus, etc., causan enfermedades de distintos tipos. Por lo tanto, las precauciones que se tomen varían de acuerdo con el paciente. En algunos casos la enfermera usará una máscara y una bata al venir a verlo a usted a su cuarto. En otros casos ella podrá tener solo la bata.

Es posible también que se tomen ciertas medidas y precauciones con los platos y otras cosas que usted use, lo cual le será informado a usted debidamente de acuerdo con el diagnóstico médico, ya que queremos que aquellas personas que lo visiten a usted estén protegidas también. En este caso las visitas serán limitadas y tendrán que ponerse también una capa y quizás una máscara también. En todo momento, ellos deben de evitar por completo el tocar los objetos en su cuarto así, como también deben de evitar besarlo. Cualquier otro informe adicional le será dado por la enfermera.

SPECIAL CARE SITUATIONS (continued)

II. COMPLETE BED REST

This has been prepared so that you may understand what is meant by your doctor's order for "complete bed rest."

1. Complete bed rest is ordered so that your body may have maximum rest. The marked reduction of physical and mental activities permits your defenses and vital functions to work to the best of their ability with the least amount of effort.

2. While you are in complete bed rest the nurse will do the following things for you: (a) wash your hands and face, brush your teeth, and bathe you, (b) assist you in changing your position, (c) feed you, (d) help you on and off the bedpan, (e) comb your hair, (f) encourage you to relax by meeting your every need, (g) place the signal cord within easy reach.

3. Physical activity is quite easily regulated, but somehow one's mind continues to speed on in thoughts and problems. Share these problems with the nurse, the chaplain, the doctor, or some member of your family. They may be able to help you solve them. If something is bothering you, let it be known so we can help you get the rest which is so important to you.

4. Long periods of sleep at night are important, therefore your visitors will be encouraged to leave early. The number of visitors may be restricted to your immediate family.

5. Rest periods during the day are important to you, so the nurses will plan your care in such a way as to provide for periods of no disturbance.

6. The doctor will determine the length of complete bed rest. Depending on your recovery rate he will permit a gradual increase in activity. Follow all his instructions faithfully for a satisfactory recovery.

7. Avoid conversations, radio programs, books, newspapers, TV programs, and visitors which excite you.

8. Lie back and take it easy and let the everyday activities just pass by.

III. FOR PATIENTS ON AN ACCURATE INTAKE AND OUTPUT RECORD

This record is needed by your doctor to compare the amount of fluids you drink with the amount you excrete each day.

1. You will receive a white slip of paper to be used to record the fluids you drink each 24 hours:

2. On the back of that sheet you will see a list of measurements for various size containers of fluids.

SITUACIONES QUE REQUIEREN ATENCION ESPECIAL (continuación)

II. EL REPOSO ABSOLUTO EN CAMA

Para que usted entienda bien lo que significa "reposo absoluto en cama," deberá observar las instrucciones siguientes:

1. El reposo absoluto se hace para que su cuerpo tenga el máximo descanso posible. Las defensas y otras funciones vitales de su organismo funcionan mejor y con el menor esfuerzo posible al quedar reducidas las actividades mentales y físicas.

2. Mientras usted esté en reposo absoluto la enfermera se encargará de: (a) lavarle las manos, cara y dientes, y también le bañará, (b) ayudarle a cambiar de posición en la cama, (c) le dará la comida, (d) le ayudará a ponerle y a quitarle la cuña, o chata, (e) le peinará, (f) le ayudará a que todo su cuerpo esté en completo estado de relajación haciéndole todo lo que usted necesite, (g) le pondrá bien cerca el cordón para llamar.

3. Aunque las actividades físicas son bastante fáciles de regular y de controlar, la mente, sin embargo, no deja de estar en actividad pensando en los problemas personales y familiares de cada uno. Para tener la tranquilidad de espíritu necesaria se aconseja que usted trate estos problemas con la enfermera, o con su capellán, con su médico, o con algún miembro de su familia para que le ayuden a resolverlo si es posible. Si hay algo que le moleste dígalo, para de esta manera lograr que usted pueda tener el descanso que necesita.

4. El dormir mucho por la noche es muy importante, y se le ruega a sus visitas que se retiren a la hora indicada. El número de visitas quedará limitado a los miembros cercanos de su familia.

5. El descanso por el día es también importante, y las enfermeras se encargarán de esto para facilitarle el descanso que usted necesite sin que lo molesten.

6. El descanso absoluto en cama durará de acuerdo con las indicaciones de su médico, y de acuerdo como usted se vaya sintiendo le irán permitiendo un aumento gradual en sus actividades. Siga todas las instrucciones para su pronto restablecimiento.

7. Evite las conversaciones, los programas de radio y de televisión, la lectura de libros, periódicos y revistas, así como aquellas visitas que lo puedan poner nervioso.

8. Recuéstese en su cama, descanse, y despreocúpese de todo.

III. PARA LOS QUE ESTAN BAJO UN REGIMEN DE CONTROL EXACTO DE LO QUE COMEN Y BEBEN, Y DE LO QUE ELIMINAN

Estos informes los necesita el médico para comparar la cantidad exacta de los líquidos que usted toma con la cantidad exacta de lo que elimina diariamente.

1. Le darán una hoja de papel para que anote los líquidos que tome cada 24 horas.

2. Detrás de esa hoja hay una lista con las medidas de los distintos recipientes o vasijas.

SPECIAL CARE SITUATIONS (continued)

3. When you have finished drinking a container of fluid, you will please mark it on the record or ask the nurse or aide to do it for you.

4. The fluids taken at meal time are recorded in special places as you will notice on the record sheet.

5. Since an accurate record will be kept of urine, you will have to use the bedpan instead of the toilet.

6. It would be helpful for you to remind the nurse or aide to measure the amount of urine whenever a bedpan is taken out.

IV. FOR THOSE WHO ARE GOING TO HAVE A GASTRIC ANALYSIS

A gastric analysis is a diagnostic test involving the secretions normally present in the stomach. For the test to be successful you must follow these instructions:

1. Fluids and foods will be withheld after midnight of the day of your test.

2. You may brush your teeth and wash your hands and face in the morning.

3. The nurse will insert a tube through the nasal passage to your stomach. She will request you to swallow several times as the tube is advanced. Following its insertion the tube will be taped to your nose and forehead for the duration of the test.

4. The nurse will remove the contents of the stomach with a syringe, placing the secretions in a bottle that will be taken to the laboratory for chemical analysis.

5. Several specimens will be taken, the number varying according to your doctor's request.

6. Possible variations of the test include: (a) injection by hypo of a small medication that stimulates the secretion of gastric juices, (b) insertion of a medication through the tube directly into the stomach to stimulate gastric secretions.

7. This test takes generally one hour, and after the tube is removed you may eat and drink.

V. BASAL METABOLIC RATE TEST, BMR

For this test to be successful it is necessary that you be very quiet for about 12 hours before the test is made, and then follow these instructions:

1. The purpose of the BMR test is to determine the rate at which cells in your body are using oxygen when you are resting.

SITUACIONES QUE REQUIEREN ATENCION ESPECIAL (continuación)

3. Cuando usted termine de tomarse el contenido de un recipiente lo deberá de anotar en el papel, o puede llamar a la enfermera para que lo haga.

4. Los líquidos que se tomen en las comidas se anotarán en un lugar especial para ello, según podrá ver en la hoja.

5. Ya que es preciso llevar la cuenta exacta de la cantidad de orine que se elimina, es necesario usar la cuña, o chata, en vez del inodoro.

6. Es conveniente que usted le recuerde a la enfermera, a la asistente de ella, u otra persona, que mida la cantidad de orine cada vez que use la cuña, o chata.

IV. PARA LOS QUE SE VAN A HACER UN ANALISIS DEL JUGO GASTRICO

Este es un análisis para ver las secreciones que hay normalmente en el estómago y hay que seguir las instrucciones siguientes:

1. Después de la media noche no se podrá comer ni beber nada.

2. Por la mañana podrá lavarse la cara, manos, y los dientes.

3. La enfermera le pondrá un tubo por la nariz hasta que le llegue al estómago, para lo cual le dirá que trague varias veces para que el tubo vaya bajando. Luego le fijarán el tubo a la nariz con un esparadrapo y no se lo quitarán hasta que la prueba haya terminado.

4. La enfermera le extraerá a través de dicho tubo con una jeringuilla, el líquido del estómago y lo pondrá en una botella para llevarlo al laboratorio y analizarlo.

5. Le tomarán varias muestras de acuerdo con las instrucciones de su médico.

6. Esta prueba puede incluir que (a) le pongan una inyección para estimular la secreción del jugo gástrico, (b) que le inyecten por el tubo en la nariz, y directamente al estómago, cierto medicamento para que le estimule la secreción del jugo gástrico.

7. Este proceso dura generalmente una hora, y después que le quiten el tubo ya podrá usted comer y beber lo que desee.

V. LA PRUEBA DEL METABOLISMO BASAL

Para que esta prueba tenga éxito será necesario que usted esté bien tranquilo 12 horas antes de la prueba, para lo cual deberá informarse de lo siguiente:

1. El fín de esta prueba es determinar la proporción con que las células de su organismo consumen el oxígeno cuando usted está en completo estado de descanso, tanto físico como mental.

SPECIAL CARE SITUATIONS (continued)

2. You may have your regular supper, but no other food until this test is finished in the morning. You may drink water at any time. Please refrain from smoking until the test is completed.

3. In the morning you will not be disturbed other than to take your temperature and permit you to wash your hands, face, and teeth. It is best for you to stay in bed until the test is finished.

4. In the morning you will be taken by a wheelchair to the corresponding department. Here you will be put to bed to rest a while before the test.

5. To make the test, the medical technologist will insert a mouthpiece which will supply you with oxygen. A clamp will be placed over your nose.

6. Then, as you breathe, a record is made of the oxygen breathed through the mouth-piece. This test takes from 12 to 15 minutes.

7. You will be returned to your room and breakfast will be served.

VI. X-RAYS

You will be going to the X-ray room where they will take a picture. You will lie on a table with the X-ray machine overhead. The technician will turn you on your left or your right side. He will ask you to take a deep breath. Also to hold your breath and then to breathe normally. After this you will be taken back to your room.

VII. CHOLECYSTOGRAPHY, OR GALLBLADDER X-RAY

The gallbladder X-ray is a picture of the function of a pear-shaped organ just under the liver. A special radiopaque dye will make your gallbladder show up under X-rays. For a successful X-ray you must follow these instructions:

1. Tonight, for supper, you will have a special, light, fat-free meal.

2. A little while later the nurse will bring some tablets which are to be taken at this time. She will give you instructions for this. The tablets are a special dye which will be concentrated in your gallbladder to make it more visible on X-ray.

3. After taking these tablets you will have no food or fluids until the X-rays are completed. Please refrain from gum chewing or from smoking during this time.

4. In the morning you may wash and brush your teeth, but remember, no water to drink.

5. Before going to X-ray department you will be given an enema.

6. The nurse will give you a long gown to wear to the X-ray department, where you will be taken by wheelchair.

SITUACIONES QUE REQUIEREN ATENCION ESPECIAL   (continuación)

2. Usted podrá comer su comida normal por la tarde, pero no podrá comer más nada después de esa comida hasta que se haya terminado la prueba a la mañana siguiente. Usted podrá beber agua cuando quiera, pero no podrá fumar hasta después de la prueba.

3. Por la mañana no lo molestarán para nada, solamente para tomarle la temperatura y dejar que usted se lave las manos, la cara, y los dientes. Es preferible que usted permanezca acostado hasta que se termine la prueba.

4. Por la mañana lo llevarán en una silla de ruedas al salón correspondiente donde lo acostarán para que descanse un poco antes de la prueba.

5. Para hacerle la prueba, el técnico le tapará la boca con una pieza o boquilla plástica por la cual le inyectarán oxígeno, y en la nariz le pondrán una presilla para que no respire por ella.

6. Luego, según usted respire, le irán tomando la cantidad de oxígeno que aspire por la boca. Esta prueba dura entre 12 y 15 minutos.

7. Le llevarán de nuevo para su cuarto donde le servirán al desayuno.

VI. RADIOGRAFIAS

Irá al departamento de rayos X donde le harán una radiografía. Se acostará en una mesa y el aparato de rayos X estará encima. El técnico le pedirá que se vire para la izquierda o la derecha. Le pedirá que respire profundo. También le pedirá que aguante la respiración y luego que respire normalmente. Después le llevarán otra vez para su cuarto.

VII. RADIOGRAFIA DE LA VESICULA BILIAR

Este tipo de radiografía se hace para ver el funcionamiento de la vesícula, la cual tiene la forma de una pera y está debajo del hígado. Con un tinte radio-opaco especial se podrá ver la vesícula en la radiografía, y para esto es importante que usted siga las instrucciones siguientes:

1. Esta noche su comida será ligera y sin grasa.

2. Un poco mas tarde la enfermera le traerá unas pastillas para que usted se las tome en ese momento, de acuerdo con las instrucciones que ella le dará. Estas tabletas contienen un colorante especial que se concentra en la vesícula para hacerla más visible en la radiografía.

3. Después de haberse tomado dichas pastillas usted no podrá comer ni tomar nada hasta después de las radiografías. Tampoco podrá masticar "chiclets," ni fumar.

4. Por la mañana podrá lavarse la cara, pero sin tomar agua alguna.

5. Antes de ir a rayos X le pondrán un lavado intestinal.

6. La enfermera le dará una bata larga para que se la ponga, y luego lo llevarán en una silla de ruedas a rayos X.

SPECIAL CARE SITUATIONS (continued)

7. Following the first X-rays, you may be given some solution to drink before taking the second group of X-rays.

8. At the completion of the X-rays you will be returned to your room. Then you may have your breakfast and fluids.

VIII. SIGMOIDOSCOPY, OR COLON X-RAY

The colon X-ray is a picture of the appearance of the large intestine made visible by a special opaque solution. The X-ray is an important part of your diagnosis, and for it to be successful you must be carefully prepared as follows:

1. Before being settled for sleep you will be given a cathartic to cleanse your intestinal tract in preparation for X-rays.

2. You will not have anything to eat or drink from midnight until the completion of the X-rays the following morning. Do not chew gum or smoke during this time.

3. In the morning you may wash and brush your teeth, but you may not drink any water.

4. The nurse will provide you with a long gown to be worn to the X-ray department, and then you will be taken in a wheelchair.

5. You will be given some white, chalky solution (barium) as an enema. The room is then darkened so the doctor can use a special type of X-ray, called a fluoroscope, to watch the solution fill the lower intestine.

6. Following this procedure you will be given a chance to expel the solution in a bathroom in the X-ray department.

7. At the completion of the X-rays you will be returned to your room, where you may have food or fluids.

IX. INTRAVENOUS PYELOGRAM, OR I.V.P.

The I.V.P. is a kidney X-ray made after a special radiopaque medication is given into an arm vein and then concentrated in the kidney. The X-ray is an important part of your diagnosis, so you must be carefully prepared as follows:

1. You will have your usual supper. About 2 hours later you will be given a cathartic to cleanse the intestinal tract. This makes the kidney more easily seen on X-ray.

2. Following supper you will have no more food until the X-rays are completed. You will not have water or any other liquid after midnight until the X-rays are taken.

3. In the morning you may wash and brush your teeth, but you may not drink any water.

SITUACIONES QUE REQUIEREN ATENCION ESPECIAL (continuación)

7. Inmediatamente después de haberle hecho las primeras radiografías le darán a beber un líquido antes de tomarle el segundo grupo de radiografías.

8. Una vez tomadas las radiografías le llevarán otra vez para su cuarto donde podrá desayunarse y tomar lo que desee.

VIII. RADIOGRAFIAS DEL COLON

Las radiografías del colon se hacen para ver las condiciones en que está el intestino grueso, el cual se hace visible mediante una solución opaca especial que se le aplicará mediante un lavado, o enema. Esta radiografía es muy importante para poder diagnosticar lo que usted tiene, y para que la misma tenga éxito tendrá usted que prepararse debidamente siguiendo las instrucciones siguientes:

1. Antes de dormirse le darán un purgante para limpiarle los intestinos y prepararlo para la radiografía.

2. No podrá comer ni beber nada desde la media noche hasta que le hayan hecho las radiografías a la mañana siguiente. Tampoco deberá de masticar "chiclets," ni fumar durante este tiempo.

3. Por la mañana podrá lavarse la cara y los dientes, recordando que no podrá beber ni agua.

4. La enfermera le dará la ropa que usará para ir al departamento de rayos X, donde lo llevarán en una silla de ruedas.

5. Le pondrán un lavado intestinal, o enema, con un líquido blanco llamado "bario." Luego apagarán las luces del salón para que el doctor pueda usar el fluoroscopio e ir observando el progreso de la solución en el intestino.

6. Después de esto podrá usted ir al baño en el mismo salón de rayos X para evacuar.

7. Después de las radiografías lo llevarán otra vez para su habitación, donde podrá comer y tomar lo que desee.

IX. LA FLUOROSCOPIA RENAL

La radiografía de los riñones se hace después de haber inyectado en la vena del brazo del paciente una solución radio-opaca, la cual va a concentrarse en el riñon. Esta radiografía es una parte importante de su diagnóstico y para que la misma tenga éxito deberá hacer lo siguiente:

1. Podrá comer por la tarde, y unas dos horas más tarde le darán un purgante para limpiar el intestino y poder ver el riñon con más claridad en la fluoroscopía.

2. Después de la comida no podrá comer más nada hasta que le hayan hecho la radiografía. Después de la media noche no podrá tomar ni agua ni ningún otro líquido hasta después de la radiografía.

3. Podrá lavarse los dientes por la mañana, pero sin tomar agua.

SPECIAL CARE SITUATIONS (continued)

4. The nurse will bring a long gown for you to wear to X-ray, where you will be taken by wheelchair.

5. In the X-ray department the doctor will inject some medication into your arm vein. It will be carried by the bloodstream to the kidneys.

6. A short time later the X-ray of the kidneys will be taken.

7. At the completion of the X-rays you will be returned to your room and then you may have your breakfast and fluids.

X. THE ELECTROENCEPHALOGRAM, OR EEG

The electroencephalogram (EEG) or "brain wave test" is a written record of the brain's electrical activity. An instrument called an electroencephalograph records this activity in the form of a wavy line written on a moving strip of paper. If you have not had an encephalogram before, you will want to know some of the things it DOES NOT do:

1. It cannot read your mind.

2. It cannot tell if you are mentally ill.

3. It cannot give you an electric shock.

4. It is not a treatment.

5. It is not a cure.

6. It is not a painful test.

Before the Test: Before coming in for your appointment be sure to have a full meal. This is important for the success of the test.

Remember to ask your doctor what drugs MUST NOT be taken before the test. If you are not a hospital patient be sure to shampoo your hair the day before your appointment.

This Is What Happens: Your doctor will make an appointment for you to come to the laboratory. We are interested in helping you and in assisting the doctor to help you get well.

While having the opportunity to talk to you we will ask you such questions as these:

1. What illnesses have you had?

2. What medications are you taking?

3. Do you have any illness now?

4. La enfermera le traerá una bata para que Ud. se la ponga, y luego lo llevarán en una silla de ruedas al departamento de rayos X.

5. En este salón de rayos X el médico le pondrá una inyección en la vena del brazo para que la solución vaya a los riñones.

6. Un poco después le podrán hacer la fluoroscopía del riñon.

7. Cuando hayan terminado lo llevarán otra vez para su cuarto donde podrá desayunarse y tomar lo que desee.

X. ENCEFALOGRAMAS

El encefalograma, o la prueba de las ondas cerebrales, es una grabación de la actividad electro-cerebral. Un instrumento llamado el encefalógrafo graba esta actividad en forma de una línea ondulada en una tira de papel que se va moviendo. Si a usted no le han hecho nunca un encefalograma es conveniente que sepa algunas de las cosas que NO HACE:

1. No le podrá leer la mente, ni lo que Ud. piensa.

2. No indicará si Ud. está enfermo mentalmente.

3. No le dará ninguna sacudida eléctrica.

4. No es un tratamiento.

5. No es una cura.

6. No duele nada.

Antes de la Prueba: Antes de venir a hacerse el electroencefalograma usted debe de comer bien, es decir una comida completa. Esto es muy importante para el éxito de la prueba.

Recuerde preguntarle a su médico qué medicinas usted NO DEBE TOMAR antes de la prueba. Si usted no está hospitalizado debe lavarse la cabeza con jabón, o champú, el día antes.

Esto es lo que Va a Occurrir: Su médico le dirá cuando tiene que venir al laboratorio. Tenemos gran interés en ayudarle y a cooperar con su médico para que usted se ponga bien.

Mientras estemos hablando con usted le preguntaremos los siguiente:

1. ¿Qué enfermedades ha tenido?

2. ¿Qué medicinas está tomando?

3. ¿Tiene usted alguna enfermedad ahora?

SPECIAL CARE SITUATIONS (continued)

You may have already supplied your physician with all this information, but it is necessary for us to obtain a brief history for our records to help the doctor interpret your encephalograph record.

Procedure: You will be asked to sit quietly in a chair. You will be asked to relax and to keep your eyes closed. The lights will be dimmed. Small metal electrodes, or discs, will be placed on selected areas of your scalp with a special paste. They may be applied in various ways. If you have used hair oil or hair dressing, or have an oily scalp, you may have to be shampooed or to have a fluid applied to your scalp to remove the excess oil.

During the Examination: You will hear the sound of the instrument and the movement of the paper roller. We are at the controls of the machine turning switches on or off during the procedure, and may occasionally leave the controls to rearrange or place additional electrodes on parts of your scalp, or to reapply any that may be loose.

You will be asked to breathe deeply. (This may cause you to feel dizzy, but this is a normal reaction and is nothing to become alarmed about.)

Children and the EEG: Other techniques may be used when a child has an EEG because the procedure for children can be somewhat more complicated. For example, the child may need sedatives before the examination to induce sleep, if a sleep record is ordered by the doctor.

We may play with your child for a while before starting the test to help the child relax and feel comfortable with us. If you are asked to remain outside in the waiting room, be assured your child is with well-trained personnel who will do everything needed for him. Occasionally you may be allowed to remain with the child during the test. Children are usually easier to manage when they are alone with the technician.

Test Time: One and one-half hours are usually required for an electroencephalogram. The test for children almost always requires more time. Occasionally further testing is needed if the doctor orders additional techniques or if it takes the patient a longer time to relax properly.

After the Test: The paste used in the test can be easily removed by shampooing:

1. Shampoo your hair as soon as possible.

2. The results of the test will be sent to your doctor.

XI. ELECTROCARDIOGRAM, OR ECG

1. Six electrodes will be placed on your wrists and ankles.

2. Six electrodes will be placed on your chest.

3. The electrodes send impulses to the machine which records them on paper.

SITUACIONES QUE REQUIEREN ATENCION ESPECIAL (continuación)

Usted ya quizás le haya dado estos informes a su médico, pero es muy necesario que nosotros tengamos también un breve historial clínico para de esta manera poder ayudar a su médico a interpretar el encefalograma de una manera mejor.

Procedimiento: Le pedirán que se siente tranquilo en una silla, que relaje los músculos y descanse con los ojos cerrados. La habitación estará semi oscura. Le pondrán unos pequeños electrodos de metal, o discos, en ciertas áreas del cuero cabelludo con una pasta especial para ello. Los electrodos los podrán aplicar de diferentes maneras. Si usted ha usado grasa para el pelo, o algún otro líquido, o tiene el cuero cabelludo grasiento, le tendrán que lavar la cabeza con jabón, o quizás le pongan un líquido en el cuero cabelludo para eliminar el exceso de grasa.

Durante la Prueba: Usted va a oir el sonido que hace el instrumento asi como el movimiento del rodillo de papel. Nosotros estaremos manipulando los controles, encendiendo y apagando durante el proceso, y quizás tengamos que abandonar los controles para arreglar algún electrodo y ponerlo en otro lugar en el cuero cabelludo, o tal vez para volver a poner alguno que se haya soltado.

Le pedirán que respire profundamente. (Esto le puede causar mareo, pero no tema pues es una reacción normal y no tiene que alarmarse.)

Los Niños y el Encefalograma: Hay otras técnicaso procedimientos a seguir con los niños que quizás sean algo más complicadas. Por ejemplo, puede que se le dé un calmante para que se duerma, si así lo ha indicado el médico.

Podremos jugar con el niño un rato antes de comenzar la prueba para que el niño se tranquilice y se sienta bien con nosotros. Si le piden que usted se quede fuera de la habitación, en el salón de espera, usted puede tener la seguridad que su hijo estará bajo el cuidado de un personal bien entrenado que le hará todo lo que necesite. De vez en cuando quizás le permitan estar con su hijo durante la prueba, pero esto es a veces, no siempre, pues los niños son más fáciles de controlar cuando están solos con el técnico de laboratorio.

Tiempo que Dura la Prueba: Generalmente toma hora y media para esta prueba. Con los niños casi siempre toma más tiempo. A veces hay que hacer otras pruebas adicionales, o usar otras técnicas, o si el paciente demora más que de costumbre en tranquilizarse.

Después de la Prueba: La pasta que se usó para la prueba se la puede quitar lavándose la cabeza.

1. Lávese la cabeza lo más pronto posible.

2. Los resultados de la prueba le serán enviados a su médico.

XI. ELECTROCARDIOGRAMAS, O ELECTROS

1. Le colocarán seis electrodos en la muñecas y los tobillos.

2. También le pondrán seis electrodos más en el pecho.

3. Estos electrodos transmitirán los impulsos eléctricos a la máquina para grabarlos en el papel.

SPECIAL CARE SITUATIONS (continued)

4. Jelly is put on the electrodes because this helps to conduct the electrical impulses.

5. You will feel no pain or other sensation.

XII. OXYGEN THERAPY, OR O$_2$

1. This cannula (catheter or mask) will help you to breathe better.

2. This cannula fits into your nose. It will not hurt.

XIII. INTERMITTENT POSITIVE PRESSURE BREATHING MACHINE, OR IPPB

1. This is a breathing treatment to help your lungs.

2. This will put oxygen and/or medication into your lungs under mild pressure.

3. Put this mouthpiece into your mouth and form a tight seal.

4. Breathe in until the machine trips on. Relax and let the machine do the work.

5. It will fill your lungs, then shut off when pressure is reached.

6. Repeat with each inspiration.

XIV. ULTRASONIC NEBULIZER THERAPY

Breathe in mist normally through tube.

XV. PULMONARY FUNCTION STUDIES, OR P.F.

Test 1. Fill lungs. Blow out until all air is gone. (Free Vital Capacity)

Test 2. Fill lungs. Blow out hard and fast until drained.

Test 3. Place tube in mouth. Seal. Breathe in and out for 15 seconds (Maximum Voluntary Ventilation)

XVI. POSTURAL DRAINAGE

1. You will lie on your side with head downwards. This will help drain your lung.

2. We will position you like this, and then tap your lungs from the back.

3. We will press down as you exhale.

4. We will pat your back in a cupping motion.

5. There are 13 positions in all.

SITUACIONES QUE REQUIEREN ATENCION ESPECIAL (continuación)

4. Se le pone vaselina a los electrodos para que conduzcan mejor los impulsos eléctricos.

5. Usted no sentirá ni dolor ni sensación alguna.

XII. OXIGENO

1. Esta cánula (catéter o máscara) le ayudará a respirar mejor.

2. La cánula le cabe en la nariz. No le va a doler.

XIII. APARATO PARA LA RESPIRACION INTERMITENTE A PRESION

1. Este es un tratamiento respiratorio para ayudar a los pulmones.

2. Le pondrá o inyectará oxígeno, u otra medicina, en los pulmones bajo una presión suave.

3. Póngase la boquilla en la boca y apriete la boca para que no salga aire.

4. Respire hacia adentro, o aspire, hasta que la máquina arranque, o eche a andar. Relaje los músculos y deje que la máquina haga su trabajo.

5. Le llenará los pulmones, y parará cuando llegue a la presión requerida.

6. Repita la operación cada vez que respire hacia adentro.

XIV. TERAPIA VAPORIZADORA ULTRASONICA

Inhale normalmente a través del tubo.

XV. FUNCION PULMONAR

Prueba 1. Llene los pulmones de aire. Bote el aire hasta que haya salido todo.

Prueba 2. Llene los pulmones de aire rápidamente y fuerte hasta que haya salido todo.

Prueba 3. Póngase el tubo en la boca. Selle la boca para que no salga aire. Inhale y exhale el aire por 15 segundos.

XVI. DRENAJE PULMONAR

1. De lado y con la cabeza hacia abajo. Esto le facilitará el drenaje del pulmón.

2. Lo pondremos de esta manera, y le daremos unos golpes ligeros en la espalda.

3. Le apretaremos el pecho mientras usted bota el aire.

4. Le daremos unas palmadas en la espalda.

5. Hay un total de 13 posiciones diferentes.

SPECIAL CARE SITUATIONS (continued)

6. We will encourage you to cough.

XVII. DIABETES MELLITUS

1. You have diabetes (too much sugar in your blood).

2. In order to correct this you must take insulin by injection.

3. Your doctor will regulate your dosage until it is right.

4. You must tell us if you feel faint, dizzy, nervous, weak, nauseated, or if you "see double."

5. Drink this orange juice. It will make you feel better.

6. We need to rotate the site of injection to prevent soreness.

XVIII. DIRECTIONS FOR SELF-ADMINISTRATION OF INSULIN

1. It is very important to keep very clean. Wash your hands. Roll bottle of insulin between your hands in order to mix. Do not shake bottle.

2. Wipe off top of bottle with alcohol and cotton. Keep needle sterile.

3. Set plunger at mark showing your dosage. Then push needle through rubber top of bottle and inject the air into the bottle.

4. Invert the bottle. Keep the needle below the surface of the solution. Draw out your dosage of insulin into the syringe.

5. Push out air bubbles from syringe and place syringe on the box top.

6. Wipe skin with alcohol at site of injection.

7. Stretch skin or pinch it up with fingers spread about 3 inches apart.

8. Insert needle quickly under the skin. Pull plunger back slightly. If blood shows pull needle out and use a new site. If no blood shows push plunger slowly until all insulin is gone.

9. Place cotton with alcohol over site, press slightly and pull out needle.

10. Take your insulin at the same time every day or as the doctor orders it.

SITUACIONES QUE REQUIEREN ATENCION ESPECIAL   (continuación)

6. Lo estimularemos para que tosa.

XVII. PARA LOS DIABETICOS

1. Usted tiene diabetis (mucha azúcar en la sangre).

2. Para remediar esto tiene usted que inyectarse insulina.

3. El médico le irá indicando la dosis, o cantidad, hasta llegar a la dosis adecuada.

4. Usted nos informará cuando se sienta con desmayos, mareos, nervioso, débil, con náuseas, o si usted "ve doble."

5. Tómese este jugo de naranja y le hará sentirse mejor.

6. Tenemos que ponerle la inyección en distintos lugares cada vez para evitar que se sienta adolorida esa parte.

XVIII. INSTRUCCIONES PARA INYECTARSE UNO MISMO LA INSULINA

1. Es importante estar bien aseado, o limpio, y las manos también. Póngase entre las dos manos la botellita de insulina y muévala de un lado a otro para mezclar la insulina. No agite la botellita.

2. Limpie la parte de arriba de la botellita con un algodón mojado en alcohol. Fíjese que la aguja esté esterilizada y no toque o esté en contacto con ninguna otra cosa.

3. Mueva el émbolo hasta la marca que corresponda a su dosis. Luego inserte la aguja a través de la goma o caucho en la parte de arriba de la botellita e inyecte el aire dentro de la botellita.

4. Invierta la botellita y mantenga la aguja siempre dentro de la solución, o líquido. Extraiga la dosis de insulina que le corresponda en la jeringuilla.

5. Saque el aire a la jeringuilla y póngala encima de la tapa de la caja.

6. Límpiese, o frótese la piel con un algodón mojado en alcohol en el lugar donde se va a poner la inyección.

7. Estire la piel, o pellízquela con los dedos puestos a unas tres pulgades de distancia uno de otro.

8. Pínchese rápidamente la piel con la aguja. Hale el émbolo hacia atrás ligeramente. Si sale sangre, sáquese la aguja y pínchese la piel en otro lugar. Si no sale sangre, apriete el émbolo suavemente o lentamente hasta que se haya terminado toda la insulina en la jeringuilla.

9. Póngase un algodón con alcohol sobre el pinchazo, apriete la piel ligeramente, y extraiga la aguja.

10. Póngase la insulina a la misma hora todos los días, o según se lo indique el médico.

Section 10

DENTISTRY

HISTORY

1. What is your name, please?
   My name is. . . .

2. Your address, please?
   My address is. . . .

3. When was your last visit to the doctor?
   Recently   Within the year   More than a year ago

4. Are you taking any medicine?
   No, I am not taking anything.   Yes, I am taking. . . .

5. Have you had any serious illness?
   Yes   No

6. Do you have any heart disease?
   Yes   No   Don't know

7. Do you have a heart murmur?
   Yes   No   Don't know

8. Have you ever had rheumatic fever?
   Yes   No   Don't know

9. Are you a diabetic?
   Yes   No   Don't know.

PREPARATION FOR TREATMENT

1. Come in, the dentist will see you now.

2. Sit here, please.

3. This is a towel to protect your clothes.

4. Please remove your lipstick with this tissue.

Sección 10

ODONTOLOGIA

HISTORIAL

1. ¿Su nombre, por favor?
   Me llamo. . . .

2. ¿Su dirección, por favor?
   Mi dirección es. . . .

3. ¿Cuándo fue la última vez que visitó a su médico?
   Recientemente.   Este año.   Hace más de un año.

4. ¿Está tomando alguna medicina?
   No, no estoy tomando nada.   Sí, estoy tomando. . . .

5. ¿Ha tenido alguna enfermedad grave?
   Sí.   No.

6. ¿Ha tenido algún padecimiento del corazón?
   Sí.   No.   No sé.

7. ¿Tiene algún soplo en el corazón?
   Sí.   No.   No sé.

8. ¿Ha tenido fiebre reumática?
   Sí.   No.   No sé.

9. ¿Es usted diabético?
   Sí.   No.   No sé.

ANTES DE COMENZAR A TRABAJARLE EN LA BOCA

1. Pase adelante (Entre), el dentista va a verle.

2. Siéntese aquí, por favor.

3. Esta toalla es para que no se ensucie la ropa.

4. Por favor, quítese la pintura de labios con este papel.

DENTISTRY   (continued)

5. Please remove your glasses.

6. Tip your head back, please.

TREATMENTS

1. Point to the tooth that hurts you.

2. Open your mouth wide, please.

3. Does it hurt when you eat or drink hot things?

    Yes   No

4. Does it hurt when you chew hard?

    Yes   No

5. Does it hurt when you eat sweet things?

    Yes   No

6. Have you had any bleeding or swelling in the area?

    Yes   No

7. You have an impacted wisdom tooth.

8. You have a very large cavity.

9. You have cavities which need filling.

10. Your tooth is badly decayed. I will have to extract it.

11. We must remove the decay from your tooth.

12. We have to X-ray the tooth to see how bad it is.

13. Hold the film with your right (left) hand.

14. Bite very easy on the film, please.

15. Hold very still until you hear a buzz.

16. We must remove your tooth.

17. We will try to save your tooth.

18. We will put a temporary filling in the tooth to relieve the pain.

19. We are going to fill your tooth.

20. Bite on this gauze for a while.

ODONTOLOGIA (continuación)

5. Por favor, quítese los anteojos (espejuelos, lentes).

6. Eche la cabeza para atrás, por favor.

TRATAMIENTO

1. Indique cuál es el diente que le duele.

2. Abra la boca bien grande, por favor.

3. ¿Le duele cuando come o toma cosas calientes?

   Sí   No

4. ¿Le duele cuando mastica duro?

   Sí   No

5. ¿Le duele cuando come cosas dulces?

   Sí   No

6. ¿Le ha sangrado o se le ha hinchado esa parte?

   Sí   No

7. Usted tiene un cordal impactado.

8. Tiene una carie bastante grande.

9. Tiene dientes picados que tienen que ser empastados.

10. El diente está en muy malas condiciones y tendré que sacarlo (extraerlo).

11. Tenemos que quitarle la parte mala del diente.

12. Tenemos que hacerle una radiografía del diente para ver como está.

13. Sujete la película con la mano derecha (izquierda).

14. Muerda ligeramente la película, por favor.

15. Estese bien quieto hasta que oiga un zumbido.

16. Tenemos que sacarle ese diente.

17. Trataremos de salvarle el diente.

18. Vamos a ponerle un empaste provisional para calmarle el dolor.

19. Vamos a empastarle el diente.

20. Muerda esta gasa por un rato.

DENTISTRY (continued)

21. Have only liquids and soft foods today.

22. Your teeth are in bad shape. The best thing for you is to have a new denture.

23. We have to make a dental cast.

ANESTHETIC

1. We must numb your tooth so that you will not feel anything while we are working.

2. Tell me when your lip feels numb.

3. This is medicated air (gas) that will relax you.

4. This sets on your nose and you breathe in and out through your nose. In a few minutes you will be relaxed. You will not go to sleep. You will know exactly what we are doing at all times.

GUM CONDITION

1. Your gums are bady infected.

2. This is dental floss, and this is how you should use it.

3. Use it once a day to improve the condition of your gums.

4. This is how you should brush your teeth.

5. Your gums are swollen.

6. Use a mouth wash everyday for good oral hygiene.

7. Use a (hard, soft) toothbrush.

CLEANING YOUR TEETH

1. Open your mouth wide.

2. Hold it open.

3. Turn this way.

4. Turn away from me.

5. You have some hard deposits (tartar) on your teeth that are irritating your gums. It must come off to avoid periodontal disease.

6. Your front teeth are tobacco stained.

7. We are going to polish your teeth to make them shiny and clean.

ODONTOLOGIA (continuación)

21. Tome líquidos y coma alimentos suaves hoy.

22. Sus dientes están en malas condiciones. Lo mejor es que se los ponga postizos.

23. Vamos a hacerle una impresión de su dentadura.

ANESTESIA

1. Tenemos que insensibilizarle el diente para que no sienta nada cuando le estamos trabajando en él.

2. Dígame cuando se sienta el labio entumecido.

3. Con este poco de gas usted se va a sentir mejor.

4. Esto se le coloca en la nariz para que usted respire para adentro y para afuera por la nariz. Dentro de unos minutos usted se va a sentir mejor pero no se adormecerá, y usted podrá darse cuenta de todo.

CONDICION DE LAS ENCIAS

1. Usted tiene las encías muy infestadas.

2. Esto es el hilo dental, y esta es la manera de usarlo.

3. Uselo una vez al día para que mejoren sus encías.

4. Esta es la manera de cepillarse los dientes.

5. Tiene las encías hinchadas.

6. Use un enjuague bucal para la buena higiene de su boca.

7. Use un cepillo de dientes (duro, suave).

LIMPIEZA DE LOS DIENTES

1. Abra bien la boca.

2. Manténgala abierta.

3. Vire la cabeza para este lado.

4. Vire la cabeza para el lado opuesto a mí.

5. Tiene alguna piedra en los dientes que le está irritando la encía. Hay que quitarsela para evitarle que se le enfermen las encías.

6. Los dientes de alante están manchados de tabaco.

7. Vamos a pulirle los dientes para limpiarlos y que brillen.

DENTISTRY (continued)

8. This is a saliva ejector to suck out the water while we are working.

9. Rinse your mouth with this water and spit it into that sink.

10. Make sure that you brush your teeth after every meal.

11. Use dental floss as often as possible.

12. Clean bridge after every meal.

BROKEN TOOTH

1. We will smooth off the sharp edge. It will probably be sensitive for a few days.

2. Your tooth is broken down to the nerve, and either the nerve must be removed or the tooth must be removed.

AFTER EXTRACTION

1. Eat and drink carefully and avoid the area of extraction as much as possible.

2. Do not rinse your mouth out today.

3. This is medication to take if you have pain. Take as directed.

AFTER TREATMENT

1. The next visit will be. . . .

2. The girl at the desk will give you another appointment.

3. Your fee is. . . .

THE TEETH AND THEIR LOCATION

On the edges of each jaw bone, or maxilla, are the alveoli, which are cavities where the root or roots of a tooth are set. Each tooth is made up of three parts: (a) the crown, which is covered with white enamel, and is visible when opening the mouth; (b) the collar, between the crown and the root; (c) the root, which is yellowish, and is surrounded by the alveolus.

KINDS OF TEETH

There are four kinds of teeth: (a) the incisors, 4 in each jaw, and each one having a beveled crown; (b) the canines, or cuspids, 2 in each jaw, and each one having a cone-shaped crown; (c) the pre-molars, or bicuspids, 4 in each jaw, and each one having a two-pointed crown; (d) the molars, 6 in each jaw, with three or four pointed crowns and two or three roots.

ODONTOLOGIA (continuación)

8. Este es un extractor de saliva para extraer el agua mientras le trabajo.

9. Enjuáguese la boca con agua y escúpala en el vertedero.

10. No deje de cepillarse los dientes después de cada comida.

11. Use el hilo dental lo más amenudo posible.

12. Limpie el puente despúes de cada comida.

DIENTES PARTIDOS

1. Vamos a limarle la parte áspera. Va a estar sensible por unos días.

2. El diente está partido hasta el nervio, y tendré que matarle el nervio o sacarle el diente.

DESPUES DE UNA EXTRACCION

1. Coma y beba con cuidado evitando la parte de la extracción lo más posible.

2. No se enjuague la boca hoy.

3. Esta medicina es para que la tome si tiene dolor. Tómela según las indicaciones.

DESPUES DEL TRATAMIENTO

1. El próximo turno (La próxima visita) será. . . .

2. La recepcionista le dirá cuando es su próximo turno.

3. La cuenta es. . . .

LOS DIENTES Y DONDE ESTAN

En los bordes de cada quijada, o maxilar, se encuentran los alvéolos, que son las cavidades donde están la raíz, o raíces, de los dientes. Cada diente está compuesto de tres partes, (a) la corona, cubierta con un esmalte blanco, y la cual es visible al abrir la boca; (b) el cuello, entre la corona y la raíz; (c) la raíz, que es de color amarillento, y está dentro del alvéolo.

CLASES DE DIENTES

Hay cuatro clases de dientes, (a) los incisivos, cuatro en cada maxilar, y que tienen la corona en forma biselada; (b) los caninos, o colmillos, dos en cada maxilar, y que tienen la corona en forma cónica; (c) los premolares, o bicúspides, cuatro en cada maxilar, y que tienen la corona con dos cúspides; (d) los molares, seis en cada maxilar, los cuales tienen la corona con tres o cuatro cúspides, y pueden tener dos o tres raíces.

DENTISTRY (continued)

NUMBER OF TEETH

The total number of teeth in a person varies depending on whether he is a child or an adult. A child has 20 teeth, ten in each jaw. They are called deciduous, temporary, or milk teeth because they comprise the first set of teeth, which are shed while still an adolescent. The first set of teeth, the central incisors, generally erupt at seven months of age, and are shed when the child is 6 or 7 years old. A child completes his set of milk teeth when he is about two years of age, and gets his complete permanent set of teeth when he is about 15.

An adult person has 32 permanent teeth, 16 in each jaw. The third molars, or wisdom teeth, on each side of the upper and lower jaws, are extremely variable, usually erupting between the 17th and 25th years of age. However, they may erupt later, or never.

TOOTH COMPOSITION

Each and every tooth has a hard and a soft part. The hard part is composed of the dentine, or skeleton of the tooth. The material which covers the crown is called the enamel, which is a hard whitish substance. The region around the root is covered with a yellowish substance called cement.

The soft part, of reddish color, is called the dental pulp, and it is in the central part, or canal, of the tooth. It has a connective tissue where the neurovascular packet—the artery, the vein, and the dental nerve—is located.

ODONTOLOGIA (continuación)

NUMERO DE DIENTES

El número de dientes en las personas difiere según sea niño o adulto. Los niños tienen veinte dientes, diez en cada maxilar. Se denominan temporales, o de leche, porque son los primeros dientes, los cuales se mudan en la adolescencia. Los primeros en salir son los incisivos, que aparecen generalmente a los siete meses de edad, y se mudan (se caen) a los seis o siete años de edad. El niño viene a tener todos sus dientes de leche a los dos años, y los definitivos, o permanentes, a los quince.

Las personas adultas tienen treinta y dos dientes permanentes, dieciseis en cada maxilar. Los terceros molares, o cordales, a ambos lados del maxilar superior e inferior, son muy variables, y generalmente salen entre los diecisiete y los veinticinco años de edad. Sin embargo pueden salir después, o no salir nunca.

CONSTITUCION DE CADA DIENTE

Todo diente tiene una parte dura y otra blanda. La parte dura está formada por la dentina, la cual forma el esqueleto del diente. El material que cubre la corona se llama el esmalte, el cual es una substancia dura y blancuzca. La región de la raíz está cubierta de una substancia amarillenta, la cual se denomina cemento.

La parte blanda, de color rojizo, se llama la pulpa dental, y ocupa la parte central, o canal, del diente. Está compuesta de un tejido conectivo en el cual se encuentra el paquete vasculonervioso, formado por la arteria, la vena, y el nervio dental.

DENTISTRY (continued)

DENTAL DISEASE AND ORAL HYGIENE

Dental research in recent years supports the premise that acids and other harmful substances, produced by microbial deposits adhering to the surface of the teeth, are the major direct cause of tooth decay and periodontal disease.

The soft tissues continuously produce a sticky, slimy substance which lines the interior surfaces of the mouth and adheres to the teeth in the form of a thin, semi-transparent coating. This coating is an excellent breeding ground for microbes, always present in the mouth, and it tends to accumulate at the gum line and between the teeth. This microbial mass, known as bacterial plaque, hardens into rough cement-like formations known as calculus, or tartar, which irritate the gum tissues and may cause occasional bleeding. These conditions are early expressions of periodontal disease (pyorrhea), and unless professional treatment is obtained in time, the disease will progress and gradually destroy the bone structure supporting the teeth and, finally the affected teeth are lost.

As the microbes consume refined fermentable foods, minute quantities of acid and other toxic substances are produced which may attack and dissolve the minerals of the teeth and create microscopic cavities. If left unattended they become visible cavities, after which the destructive process is accelerated up to the point of irreparable tooth damage.

Daily removal of plaque with toothbrush and dental floss will remove imbedded mineral deposits before they have time to harden. However, a gradual buildup of calculus cannot be avoided entirely and should be removed once or twice a year by the dentist.

ODONTOLOGIA (continuación)

LOS PROBLEMAS O ENFERMEDADES DENTALES Y LA HIGIENE BUCAL

Las investigaciones odontológicas más recientes mantienen con firmeza que los ácidos, y otras substancias nocivas producidas por las colonias de microbios que se adhieren a la superficie dental, son la causa principal de las caries dentales y de las enfermedades de las encías.

Los tejidos blandos producen una substancia gomosa la cual cubre las partes interiores de la boca y se adhiere también a los dientes, cubriéndolos con una película, o capa fina y semitransparente. Esta película es el lugar ideal para la reproducción de los microbios que están siempre presentes en la boca, los cuales tienden a depositarse en los cuellos de las encías y entre los dientes. Esta masa microbiana, mejor conocida con el nombre de sarro, se endurece y se pone áspera en forma de piedra, la cual irrita las encías y puede hacerlas sangrar. Esta es una manifestación de piorrea en su fase inicial, y al menos que se trate a tiempo, el mal puede progresar y destruir poco a poco la estructura ósea que sujeta los dientes, y finalmente se pueden llegar a perder los dientes afectados.

A medida que los microbios en la boca van consumiendo su cuota de alimentos fermentados en los dientes, producen también pequeñas cantidades de ácido y otras substancias tóxicas que a su vez pueden atacar y disolver los minerales en los dientes, produciendo entonces caries microscópicas. Si no se les presta la atención debida a estas caries se harán mayores, acelerándose así el proceso destructivo hasta el punto de llegarse a producir un daño irreparable a los dientes.

El quitarse todos los días esta película con un cepillo de dientes o con el hilo dental elimina los resíduos minerales antes que puedan llegar a endurecerse. Sin embargo, la acumulación gradual de la piedra no es posible evitarla totalmente y para ello es necesario ver al dentista una o dos veces al año.

Section 11

MEDICAL ABBREVIATIONS

1. a.c.   Before meals

2. A.D.L.   Activities of daily living

3. A.P.L.   Anterior-posterior and lateral X-ray

4. aq.   Water

5. A and R   Apical and radial pulse

6. A.S.H.D.   Arteriosclerotic heart disease

7. A.S.(T)O.   Antistreptolysin

8. A & T   Adenotonsillectomy—see below under ``T``

9. B.I.D.   Twice a day

10. B.M.   Bowel movement

11. B.M.R.   Basal metabolic rate

12. B.P.   Blood pressure

13. B.R.P.   Bathroom privileges

14. B.S.P.   Bromsulphthalein test

15. B.T.   Brain tumor

16. B.U.N.   Blood urea nitrogen

17. C.B.C.   Complete blood count

18. C.C.   Chief complaint

19. cc.   Cubic centimeters

Sección 11

ABREVIATURAS MEDICAS

1. Antes de las comidas

2. Actividades de la vida diaria

3. Radiografías del frente, dorso y del costado

4. Agua

5. Pulso radial y apical

6. Enfermedad arterioesclerótica del corazón

7. Antiestreptolisina

8. Extirpación de las amígdalas y las adenoides

9. Dos veces al día

10. Evacuar el intestino

11. Metabolismo basal

12. Presión sanguínea, o arterial

13. Uso del cuarto de baño

14. Prueba de la bromosulfoptaleína

15. Tumor cerebral

16. Urea en la sangre

17. Conteo globular completo

18. Síntomas más importantes

19. Centímetros cúbicos

MEDICAL ABBREVIATIONS (continued)

20.	cg.	Centigram
21.	Circ.	Circumcision
22.	cm.	Centimeter
23.	C.N.S.	Central nervous system
24.	c/o	Complaining of . . .
25.	C.P.	Cerebral palsy
26.	C.R.P.A.	C-reactive protein agglutination
27.	C.S.	Cesarean section
28.	C.S.F.	Cerebrospinal fluid
29.	C.V. and R.S.	Cardiovascular and respiratory systems
30.	C.V.A.	Cardiovascular accident
31.	D and C	Dilatation and curettage
32.	D.A.N.D.	Discharge at nurse's discretion
33.	Diet. ad lib.	Diet as tolerated
34.	D.O.A.	Dead on arrival
35.	D.N.W.	Do not waken
36.	Dx	Diagnosis
37.	E.C.G. E.K.G.	Electrocardiogram
38.	E.D.C.	Expected date of confinement
39.	E.E.G.	Electroencephalogram
40.	E.E.N.T.	Eye, ear, nose and throat
41.	E.N.T.	Ear, nose and throat
42.	E.S.R.	Erythrocyte sedimentation rate
43.	F.B.S.	Fasting blood sugar
44.	F.H.T.	Fetal heart tone
45.	F.U.O.	Fever of unknown origin

ABREVIATURAS MEDICAS (continuación)

20. Centígramos

21. Circuncisión

22. Centímetro

23. Sistema nervioso central

24. Se queja de . . .

25. Parálisis cerebral

26. Aglutinación de proteína C-reactiva

27. Operación cesárea

28. Líquido cerebroespinal

29. Sistemas cardiovascular y respiratorios

30. Accidente cardiovascular

31. Dilatación y curetaje

32. Dar de alta a discreción de la enfermera

33. Dieta según la tolere

34. Llegó ya cadáver

35. No despertarle

36. Diagnóstico

37. Electrocardiograma

38. Fecha en que espera dar a luz

39. Electroencefalograma

40. Garganta, naríz, ojos y oídos

41. Garganta, naríz y oídos

42. Eritrosedimentación

43. Azúcar sanguínea (glicemia) en ayunas

44. Latido cardíaco fetal

45. Fiebre de origen desconocido

MEDICAL ABBREVIATIONS (continued)

46.	G.B.	Gallbladder
47.	G.I.	Gastrointestinal
48.	Gtts.	Drops (Gtt = drop)
49.	G.U.	Genitourinary
50.	Gyn.	Gynecology
51.	Hct.	Hematocrit
52.	Hgb.	Hemoglobin
53.	H.O.B.	Head of bed
54.	H.S.	Hours of sleep
55.	H.W.B.	Hot water bottle
56.	I.M.	Intramuscular
57.	I.P.P.B.	Intermittent positive pressure breathing
58.	I.V.	Intravenous
59.	I.V.P.	Intravenous pyelogram
60.	K.U.B.	Kidney, ureter, bladder
61.	L and W	Living and well
62.	Lap.	Laparotomy
63.	L.E.	Lower extremity
64.	L.M.P.	Last menstrual period
65.	L.T.B.	Laryngotracheal bronchitis
66.	Ms.	Morphine sulphate
67.	M.S.	Multiple sclerosis
68.	N.P.N.	Nonprotein nitrogen
69.	N.P.O.	Nothing by mouth
70.	O_2	Oxygen
71.	OB.	Obstetrical

ABREVIATURAS MEDICAS (continuación)

46. Vesícula biliar

47. Gastrointestinal

48. Gotas

49. Genitourinario

50. Ginecología

51. Hematocrito

52. Hemoglobina

53. La cabecera de la cama

54. Horas de dormir

55. La bolsa caliente

56. Intramuscular

57. Presión intermitente de respiración positiva

58. Intravenoso

59. Pielograma intravenoso

60. Riñón, uréter y vejiga

61. Está vivo y bien

62. Laparatomía

63. Extremidad inferior

64. La última regla, o periodo

65. Bronquitis laringotráquea

66. Sulfato de morfina

67. Esclerosis múltiple

68. Nitrógeno no proteinado

69. Nada por la vía oral

70. Oxígeno

71. Relativo a la obstetría

MEDICAL ABBREVIATIONS (continued)

72.	OBG	Obstetrics and gynecology
73.	O.O.B.	Out of bed
74.	O.P.D.	Out-patient department
75.	O.T.	Occupational therapy
76.	P.A. X-ray	X-ray of the chest—from front to back to front
77.	P.B.I.	Protein-bound iodine
78.	P.E.R.L.A.	Pupils equal, react to light and accommodation
79.	P.O.	Per oral, or by mouth
80.	P.P.S.	Postpartum sterilization
81.	P.R.N.	When needed
82.	P.S.P.	Phenosulfonphthalein test
83.	P.T.	Physical therapy
84.	Q.I.D.	Four times a day
85.	R.B.C.	Red blood count
86.	Rx	Treatment
87.	S and H	Speech and hearing
88.	S.B.R.	Strict bed rest
89.	S.C.B.	Strictly confined to bed
90.	S.G.O.T.	Serum glutamic-oxaloacetic transaminase
91.	S.M.R.	Submucous resection
92.	S.O.B.	Shortness of breath
93.	S.O.S.	If necessary
94.	S.S.	Social service
95.	T & A	Tonsillectomy & adenoidectomy
96.	T_3 Test	Thyroid hormone test
97.	T.I.D.	Three times a day

ABREVIATURAS MEDICAS (continuación)

72. Obstetricia y ginecología

73. Levantado

74. Departamento de Pacientes no recluídos

75. Terapia ocupacional

76. Radiografía del tórax, con el indivíduo de espalda

77. Proteína que se combina con el yodo

78. Pupilas simétricas, reacción a la luz y a la acomodación

79. Por la boca

80. Esterilización después del parto

81. Cuando sea necesario

82. Prueba de la fenosulfoptaleína

83. Fisioterapia

84. Cuatro veces al día

85. Conteo glóbulos rojos

86. Tratamiento

87. Hablar y oir

88. Descanso absoluto en cama

89. Sin poder levantarse para nada

90. Transaminasa glutámica oxalacética

91. Resección submucosa

92. Falta de aire

93. Si fuese necesario

94. Servicio sócial

95. Extirpación de las amígdalas y las adenoides

96. Prueba de hormona tiróidea

97. Tres veces al día

MEDICAL ABBREVIATIONS (continued)

98.	T.O.	Telephone order
99.	T.P.R.	Temperature, pulse, respiration
100.	T.U.R.	Transurethral resection
101.	U.E.	Upper extremity
102.	U.G.I.	Upper gastrointestinal
103.	U.R.I.	Upper respiratory infection
104.	U.T.I.	Urinary tract infection
105.	V.D.	Venereal disease
106.	V.O.	Verbal order
107.	V.S.	Vital signs
108.	W.A.	While awake
109.	W.B.C.	White blood count
110.	W.N.L.	Within normal limits

ABREVIATURAS MEDICAS (continuación)

98. Orden telefónica

99. Temperatura, pulso, respiración

100. Resección transuretal

101. Extremidad superior

102. El gastrointestinal superior

103. Infección de la parte superior aparato respiratorio

104. Infección de las vías urinarias

105. Enfermedad venérea

106. Orden verbal

107. Signos vitales

108. Mientras esté despierto

109. Conteo glóbulos blancos, o leucocitos

110. Dentro de límites normales

Section 12

MENUS

BREAKFAST

1. Juice: a) orange,   b) tomato,   c) grapefruit,   d) pineapple.

2. Toast: a) plain,   b) cinnamon,   c) French,   d) rolls,   e) doughnuts.

3. Eggs: a) poached,   b) scrambled,   c) fried,   d) soft-boiled,   e) hard-boiled.

4. Bacon,   ham,   sausages.

5. Hot cakes and syrup.

6. Coffee, tea; milk: a) skimmed,   b) low fat,   c) whole.

7. Cereal: a) cornflakes;   b) oatmeal;   c) cream of wheat.

8. Jams: a) orange,   b) grape,   c) apple,   d) strawberry.

9. Fruit: a) cantaloupe,   b) grapefruit.

10. Butter, oleomargarine.

LUNCH

1. Soup: a) tomato,   b) consommé,   c) bouillon,   d) chicken and noodles, e) mushroom.

2. Fish: a) broiled mackerel,   b) baked salmon,   c) tuna sandwich,   d) fish sandwich.

3. Fowl: chicken: a) fried,   b) salad,   c) pot pie.

4. Meats: Hamburger with pickle;   Hot dogs with sauerkraut;   Roast lamb; Baked ham with raisin sauce;   Lamb chops with apple sauce;   Liver and onions with bacon;   Meat loaf.

Sección 12

MENUS

DESAYUNO

1. Jugos: a) de naranja,   b) de tomate,   c) de toronja,   d) de piña.

2. Tostada: a) sin nada,   b) con canela,   c) torrejas,   d) panecillos,
e) rosquillas.

3. Huevos: a) poché,   b) revueltos,   c) fritos,   d) pasados por agua,
e) salcochados.

4. Tocineta,   jamón,   salchichas.

5. Tortas con sirope, o almíbar.

6. Café, té, leche: a) descremada,   b)con poca grasa, o crema,   c) con toda
su crema.

7. Cereales: a) hojuelas de maíz;   b) Avena;   c) crema de trigo.

8. Mermeladas: a) de naranja,   b) de uvas,   c) de manzana,   d) de fresa.

9. Frutas: a) meloncillo,   b) toronja.

10. Mantequilla, oleomargarina.

ALMUERZO

1. Sopas: a) de tomate,   b) consomé,   c) buyón,   d) pollo y fideos,
e) de champiñón.

2. Pescado: a) caballa a la parrilla,   b) salmón al horno,   c) sandwich de
atún,   d) sandwich de pescado.

3. Aves: Pollo: a) frito,   b) en ensalada,   c) pastel de pollo.

4. Carnes: Hamburguesa con pepinillo;   Perro caliente con col agria;   Cordero
asado;   Jamón al horno con salsa de pasas;   Chuletas de cordero con salsa de
manzana;   Hígado de ternera con cebollas y tocineta;   Carne moldeada.

MENUS (continued)

5. Vegetables: Potatoes a) baked, b) French fries, c) mashed, d) scalloped, e) boiled.
Green beans; peas; lima beans; pork and beans; raw carrots.

6. Beverages: Coffee, tea, milk, Coke.

7. Salads: Lettuce and cucumber; Watercress with Italian dressing; Cole-slaw; Lettuce and tomatoes with oil and vinegar.

8. Breads: a) white; b) whole wheat; c) rye; d) gluten; e) French; f) Vienna.
Biscuits; Rolls; Bread sticks; Soda crackers.

9. Desserts: Chocolate pudding; Rice pudding; Bread pudding; Sherbet; Vanilla ice cream; Lemon chiffon pie.

DINNER

1. Soup: a) asparagus; b) clam chowder; c) split-pea soup.

2. Fish: Crabmeat with mayonnaise; Filet of sole; Broiled trout; Fish cakes; Shrimp salad; Fried scallops; Fried clams.

3. Fowl: Chicken and rice; Barbecued chicken; Roast chicken; Chicken fricassee; Roast turkey with giblet sauce and dressing.

4. Meats: Ham croquettes; Beef Pot Roast; Roast beef with gravy; Stuffed green pepper; Irish stew; Pork chops with apple sauce; Sirloin steak a) rare, b) medium, c) well-done. Breaded Veal Cutlet; Meat balls with spaghetti and meat sauce.

5. Vegetables: Harvard Beets; Carrot slices with butter sauce; Peas and carrots; Succotash; Squash; Onion rings; Okra.

6. Salad: Tossed salad with Roquefort cheese dressing. Radishes and Celery.

7. Beverages: Iced tea; Iced coffee; Chocolate milk; Lemonade; Orangeade; Low-calorie carbonated refreshments; Sugar-free carbonated refreshments.

8. Desserts: Baked apple; Chocolate ice-cream; Pies a) apple, b) peach, c) pumpkin. Pear halves; Peaches with Cottage cheese; Custard; Gelatin; Strawberry shortcake; Cheese cake; Cookies.

9. Fruits: bananas; cherries; honeydew melon; pineapple slices; tangerines.

10. Nuts: Pecan nuts; walnuts; cashew nuts; almonds; peanuts.

MENUS (continuación)

5. Vegetales: Patatas (papas)   a) asadas,   b) fritas,   c) en puré,   d) al horno con queso,   e) salcochadas.
Frijoles verdes (tiernos);   guisantes;   habas lima;   frijoles con puerco; zanahorias crudas.

6. Para tomar: Café,   té,   leche,   Coca-Cola.

7. Ensaladas: De lechuga y pepino;   Berro con aliño, o aderezo italiano;   Col cruda;   Lechuga y tomates con aceite y vinagre.

8. Panes: a) blanco,   b) integral de trigo,   c) de centeno,   d) de glúten, e) francés,   f) viena.
Panecillos;   bolillos o bollos;   palitroques;   galletas de soda.

9. Postres: Natilla de chocolate;   Arroz con leche;   Pudín de pan;   helado sin crema;   Helado de vainilla;   Pastel, o torta de limón con merengue.

COMIDA

1. Sopas: a) espárragos;   b) de almejas,   c) de chícharos.

2. Pescado: Carne, o masas de cangrejo con mayonesa;   Filete de lenguado; Trucha a la parrilla;   Frituras de pescado;   Ensalada de camarones;   Escalopines fritos;   Almejas fritas y rebosadas.

3. Aves: Arroz con pollo;   Pollo a la barbacoa;   Pollo asado;   Pollo en fricasé;   Pavo (guajolote) asado con salsa de menudos.

4. Carnes: Croquetas de jamón;   Carne asada en cazuela;   Rosbíf con salsa; Ají relleno;   Carne con papas y zanahorias;   Chuletas de puerco;   Bistec de filete   a) a la inglesa,   b) término medio,   c) bien cocinado.
Ternera empanizada;   Albóndigas con spaguetis y salsa.

5. Vegetales: Remolachas encurtidas;   Ruedas de zanahorias con mantequilla; Guisantes y zanahorias;   Crema de maíz con habas limas verdes;   Calabaza; Ruedas de cebolla empanizadas;   Quimbombó.

6. Ensaladas: Ensalada mixta con aliño de queso Roquefort.   Rábanos y apio.

7. Para Tomar: Té helado;   Café helado;   Batido de chocolate;   Limonada;   Naranjada;   Refrescos carbonatados de bajas calorías;   Refrescos carbonatados sin azúcar.

8. Postres: Manzana asada;   Helado de chocolate;   Pasteles, o Tortas   a) de manzana,   b) de melocotón, o duraznos;   c) de calabaza.   Peras en almíbar;   Melocotones con requesón;   Natilla;   Gelatina;   Keik, o bizcocho de fresas;   Keik, o bizcocho de queso;   Galleticas.

9. Frutas: Bananas, o platanitos;   cerezas;   melon de gota de rocío;   piña enlatada;   mandarinas.

10. Nueces: Pacanas;   nueces;   Semilla de marañón tostado;   almendras; Cacahuetes, o maní.

Section 13   Sección 13

MEDICAL GLOSSARY
LISTA DE PALABRAS MEDICAS

I. ANATOMY OF THE HUMAN BODY
ANATOMIA DEL CUERPO HUMANO

abdomen	abdomen	beard	barba
abdominal cavity	cavidad abdominal	biceps	biceps, mollero.
Achilles' tendon	tendón de Aquiles	big toe	dedo gordo
Adam's apple	la nuez	birth mark	lunar
adenoids	adenoides	bicuspid	bicúspide.
adrenal glands	glándulas adrenales	bile	bilis
ankle	tobillo	bladder, gall	vesícula biliar
anus	ano	bladder, urinary	vejiga
aorta	aorta	blood	sangre
appendix	apéndice	blood vessels	vasos sanguíneos
arm	brazo	blood cells	células sanguíneas
armpit	axila, sobaco	bloodstream	torrente sanguíneo
arteries	arterias	buccal cavity	cavidad bucal
articulations	articulaciones	bones	huesos
auditory	auditivo	bone marrow	médula ósea
auricle	aurícula	bosom, bust	senos, busto
back	el dorso, la espalda.	bowels	entrañas, intestinos
backbone	espina dorsal, espinazo.	brain, cerebrum	cerebro
Bartholin's glands	las bartolinas	breasts	pechos, senos
belly	barriga, vientre.	breastbone	esternón
		bronchi	bronquios

buttocks	nalgas, culo	column, vertebral	columna vertebral
calf	pantorrilla	collar bone	clavícula
canine (teeth)	caninos, colmillos	cord, spinal	médula espinal
capillaries	capilares	cord, umbilical	cordón umbilical
cardiac muscle	músculo cardíaco	cord, vocal	cuerda vocal
carpus	carpo	coronary	coronaria
cecum	el ciego	cornea	córnea
cavity, oral	cavidad bucal	corpuscles, red	glóbulos rojos
cavity, cranial	cavidad craniana	cortex, brain	córtex cerebral
cells	células	cranial cavity	cavidad craneana
cells, red	glóbulos rojos	cranium, skull	cráneo
cells, white	glóbulos blancos	cutaneous	cutáneo
cerebellum	cerebelo	dentine	dentina
cerebrum	cerebro	dermis	dermis
cerebrospinal	cerebroespinal	diaphragm	diafragma
cheeks	mejillas	digestion	digestión
cheek bones	pómulos	digestive system	sistema digestivo
chest	pecho	discs	discos
chest cage	tórax	duodenum	duodeno
chin	mentón, barbilla	eardrum	tímpano
circulatory system	sistema circulatorio	ear, internal	oído interno
		ear lobe	oreja
clavicle, collar bone	clavícula	elbow	codo
clitoris	clítoris	embryo	embrión
coccyx	rabadilla	endocrine	endocrino
colon	colon, intestino grueso	esophagus	esófago

(continued)

(continuación)

eustachian tube	trompa de eustaquio	genitals	genitales
extremities	extremidades	glands	glándulas
extremities, upper	extremidades superiores	glands, endocrine	glándulas endocrinas
extremities, lower	extremidades inferiores	glands, salivary	glándulas salivales
eyeball	lóbulo ocular	glands, sweat	glándulas sudoríparas
eyebrows	cejas	groin	ingle
eyelashes	pestañas	gums	encías
eyelids	párpados	hair	pelo, vello
face	cara	hands	manos
fallopian tubes	las trompas	head	cabeza
femur	fémur	heart	corazón
fingers	dedos de la mano	heel	talón, carcañal
finger, index	indice	hip	cadera
finger, middle	medio	hypothalamus	hipotálamo
finger, little	meñique	instep	empeine
finger, ring	anular	intestine, large	intestino grueso
finger, thumb	pulgar	intestine, small	intestino delgado
fist	puño	iris	iris
flank	costado	jaw	Quijada, maxilar, mandíbula
foot	pie	joints	articulaciones, coyunturas
forearm	antebrazo	kidneys	riñones
forehead	frente	knee	rodilla
foreskin	prepucio	kneecap	rótula
gall bladder	vesícula biliar	larynx	laringe
gastric juice	jugo gástrico		

(continued)   **(continuación)**

leg	pierna	pancreatic juice	jugo pancreático
ligament	tendón	pelvis	la pelvis
limbs	miembros	pelvic cavity	cavidad pelviana
lips	labios	penis	pene
liver	hígado	perineum	perineo
lungs	pulmones	periosteum	periósteo
marrow, bone	médula ósea	peritoneum	peritoneo
matrix (uterus)	matriz	phalanx	falange
mouth	boca	pharynx	faringe
mouth cavity	cavidad bucal	pituitary gland	glándula pituitaria
muscle	músculo	pleura	pleura
nails	uñas	prostate	la próstata
nape of neck	la nuca	puberty	pubertad
nasal sinuses	senos nasales	pubic	púbico
neck	cuello, pescuezo (fam.)	pulmonary	pulmonar
		pupil	pupila
navel	ombligo	rectum	el recto
nerves	nervios	red cells	glóbulos rojos
nervous system	sistema nervioso	renal artery	arterial renal
nipple	pezón	retina	retina
nose	naríz	ribs	costillas
nostrils	fosas nasales	rupture	quebradura
optic nerve	nervio óptico	sacral	del sacro
organs, vital	órganos vitales	scalp	cuero cabelludo
ovary	ovario	scrotum	el escroto
palate	cielo de la boca	seminal vesicle	vesícula seminal
pancreas	páncreas		

(continued) (continuación)

shoulder	hombro	ureter	uréter
shoulder blade	escápula, omóplato	urethra	la uretra
skeleton	esqueleto	urine	orine
skin	piel	urinary system	sistema urinario
sole of foot	planta del pie	uterus	el útero
sperm cells	espermatozoide	urinary bladder	vejiga
spinal cord	médula espinal	uvula	la campanilla
stomach	estómago	vagina	la vagina
spleen	bazo	veins	venas
tarsal bones	huesos del tarso	ventricle	ventrículo
teeth	dientes	vertebrae	vértebras
testicles	testículos	vessels, blood	vasos sanguíneos
thigh	cadera	vessels, lymphatic	vasos linfáticos
thorax	tórax, el pecho	vocal cords	cuerdas vocales
throat	garganta	waist	la cintura
thumb	dedo pulgar	white cells	glóbulos blancos
thymus	el timo	windpipe	tráquea
thyroid	la tiroides	wrist	muñeca
tissues	tejidos	womb	seno materno
toes	dedos del pie		
toenail	uña del pie		
tongue	lengua		
tonsils	amígdalas		
trachea	tráquea		
ulna	el cúbito		
umbilical cord	cordón umbilical		

II. ACTIVITIES, CONDITION, AND POSITIONS OF THE BODY
ACTIVIDADES, CONDICIONES Y POSICIONES DEL CUERPO HUMANO

active	activo	drink	beber, tomar
alive	vivo	eat	comer
asleep	dormido	expectorate	expectorar, desgarrar
beat	latido	fall, a fall	caerse, una caída
bend over	inclinarse		
blood pressure	presion sanguínea	fast	ayunar
blow	soplar	feel	sentir
bowel movement	evacuar, corregir	feel bad	sentirse mal
breathe	respirar	feel well, good	sentirse bien
breath	el aliento	flatulence	acumulación de gases
breathe in	aspirar	get up	levantarse
breathe out	exhalar	go back	volver
breathing	respiración	go out	salir
chew	masticar, mascar	go down	bajar
be cold	tener frío	go to bed	acostarse
be hot	tener calor	grasp	asir, agarrar
consciousness	el conocimiento	grow	crecer
crawl	gatear, arrastrarse	growth	crecimiento
defecate	defecar, corregir	good health	buena salud
digest	digerir	hear	oir
digestion	la digestión	hard of hearing	medio sordo
dislocation	luxación	heartbeat	latido
draw breath	aspirar	hunger	hambre
dream	soñar, sueño	hungry	con hambre

(continued)   (continuación)

jump	saltar, brincar	relax	relajar
kneel	arrodillarse	rest	descansar
laugh	reirse	roll over	dar la vuelta
lean against	apoyarse de	scratch	rascarse
lean on	apoyarse en	sexual intercourse	relación o contacto sexual
lie awake	desvelarse	sight	vista
lie down	acostarse	sit down	sentarse
lie face down	boca abajo	sit up	incorporarse en la cama
lift	levantar		
lose weight	adelgazar, bajar de peso	sleep	dormir
nap, to take a	dormir la siesta	to be sleepy	tener sueño
numbness	entumecimiento	smell	olor, olfato
oversleep	dormir demasiado	smile	sonrisa
pain	dolor	spit	escupir
pregnant	en estado, en cinta	stand	pararse
pulse	el pulso	stick out	sacar
reflexes	reflejos	stool	heces fecales, excremento

III. PERIODS OF HUMAN GROWTH
ETAPAS DEL CRECIMIENTO HUMANO

fetus	feto	child	niño, muchacho
birth	nacimiento	puberty	pubertad
neonatal	recién nacido	adolescence	adolescencia
baby	bebé, criatura	teen-ager, youth	jovencito, joven
infancy	infancia	maturity	madurez
child	nene	adult, grownup	adulto, mayor
childhood	niñez	old age	vejez

(continued)   (continuación)

senior citizen	anciano	deceased	difunto
death	muerte		

IV. DISEASES, AILMENTS, SYMPTOMS, MEDICATIONS
ENFERMEDADES, DOLENCIAS, SINTOMAS, MEDICINAS

abdominal tumor	tumor abdominal, o en el vientre	anemia	anemia, falta de glóbulos rojos, o hemoglobina
abortion	aborto		
abscess	abceso, inflamación	aneurysm	dilatación arterial
ache	dolor, punzada	angina pectoris	angina de pecho, dolor u opresión en el pecho
acne	acné, granos en la cara y espalda	anguish	ansiedad
adrenalin	adrenalina	ankylosis	anquílosis, inamobilidad, o fusión de una articulación
aging	envejecimiento		
albumin	albúmina	anorexia	anorexia, falta de apetito
alcoholism	alcoholismo	antacid	antiácido
allergy	alergia, reacción a ciertas substancias	antibiotic	antibiótico
amebiasis	infección amebiana, parásitos	anticoagulant	anticoagulante
		antidote	antídoto
amenorrhea	amenorrea, falta de la regla	antiseptic	antiséptico
amnesia	amnesia, pérdida temporal de la memoria	apoplexy	apoplejía; pérdida del conocimiento y parálisis por hemorragia cerebral, o embolia
amputation	amputación, el corte de un miembro u órgano	appendicitis	apendicitis
analgesic	analgésico, calmante	arrhythmia	arritmia; irregularidad en el pulso

(continued)   (continuación)

arteriosclerosis	arterioesclerosis; endurecimiento de los vasos sanguíneos, especialmente las arterias	Bright's disease	mal de Bright; nefritis; enfermedad de los riñones
arthritis	artritis; inflamación y dolor en las articulaciones	bronchitis	bronquitis; inflamación de la mucosa de los bronquios
asthma	asma; súbita falta de aire por inflamación o espasmo de los bronquios	burn	quemadura
		burp, belch	eructar
		bursitis	bursitis; inflamación de la bursa, o saco sinovial
backache	dolor de espalda		
barbiturate	barbitúrico	buzz	zumbido
bedsores	llagas	calculi, stones	cálculos
belch	eructar	cancerous	canceroso
bicarbonate	bicarbonato	capsule	cápsula
bite	picada, mordida	castor oil	aceite ricino
blindness	ceguera	cataract	cataratas
blister	ampolla	cauterize	cauterizar; restañar la sangre
bloating	llenura		
blood clot	coágulo	change of life	cambio de vida; climacterio
blood disorder	problema sanguíneo	chest pain	dolor en el pecho
		chickenpox	varicelas, la china
blood pressure	presión sanguínea, o arterial	chills	escalofríos
bone graft	trasplante de hueso	choke	ahogarse; atorarse
boric acid	acido bórico	cholecystitis	colecistitis; inflamación de la vejiga
brain disorder	problema cerebral		
breast cancer	cáncer del pecho, o seno	cholesterol	colesterol
		chorea	mal de sanvito

cirrhosis	cirrosis; infección del hígado	depressed	deprimido
climacteric	climacterio; menopausia	dermatitis	dermatitis; inflamación de la piel
climax	orgasmo	desensitize	insensibilizar; no sentir dolor
clot	coágulo	detached retina	desprendimiento de la retina
coitus	contacto sexual, coito	diabetes	diabetis; cantidad abnormal de azúcar en la orina o en la sangre
concussion, brain	conmoción cerebral		
congenital	congénito; de nacimiento	diagnosis	diagnóstico
constipated	estreñido; que no puede corregir	diarrhea	diarreas
		diphtheria	difteria
convalescent	convaleciente	discharge	flujo
cortisone	cortisona	dislocation	luxación; dislocadura; dislocación
cough	tos		
cough drops	pastillas para la tos	diuretic	diurético; agente que aumenta la cantidad de orina
cramps	espasmos; retórtijones	diverticulitis	diverticulitis; inflamación y distensión de las bolsitas en las paredes del colon
cripple	inválido		
cross eyed	bizco, estrabismo		
cut	cortada	dizziness	vértigos; mareos
cyst	quiste	dropsy	hidropesía; acumulación excesiva de líquido en ciertos organos o tejidos
cystitis	cistitis; inflamación de la vejiga		
deaf	sordo		
deafness	sordera	dyspnea	disnea; dificultad, o dolor al respirar
delirious	delirante; hablando incoherentemente		

(continued)   **(continuación)**

dysentery	disentería; desorden intestinal con inflamación de la mucosa	fit	ataque
		flu	influenza
earache	dolor de oídos	fracture	fractura
eczema	eczema	fungus	hongos
embolism	embolia	gain weight	engordar
emetic	emético; vomitivo	gall stones	cálculos biliares
embryo	embrión	gangrene	gangrena
emphysema	enfisema; distensión o ruptura de los alvéolos pulmonares	gases, flatulence	gases intestinales, vientos
		gastritis	gastritis; inflamación del estómago
encephalitis	encefalitis; inflamación de la substancia cerebral	German measles	sarampión alemán; rubeola
epilepsy	epilepsia; enfermedad del sistema nervioso con pérdida periódica del conocimiento y convulsiones	glaucoma	glaucoma; enfermedad de los ojos con pérdida progresiva de la vista.
		gout	gota
		goiter	hipertiroidismo; engrandecimiento de la tiroides
epsom salts	sal de higuera		
exhaustion	agotamiento físico	growth	protuberancia
eye strain	vista cansada	handicap	impedimenta
fainting	desmayos	harelip	labio leporino
fall	caída	hay fever	coriza
fear	miedo, temor	heartburn	acedía; sensación ácida en el estómago o esófago
feeble	endeble, débil		
fever	fiebre, calentura		
fibroma	fibroma	hematoma	hematoma; tumor o acumulación de sangre

hemiplegia	hemiplegia; parálisis de un lado del cuerpo	hysteria	histeria, histerismo
		idiocy	idiotez
hemoglobin	hemoglobina; substancia que da color a la sangre	illness	enfermedad
		immunize	inmunizar, vacunar
hemophilia	hemofilia; mal que se caracteriza por la coagulación inadecuada de la sangre	impotence	impotencia
		impregnation	fecundización
hemorrhage	hemorragia	indigestion	indigestión
hemorrhoids, piles	hemorroides, almorranas; dilatación de los vasos sanguíneos anales	indisposed	indispuesto
		infected	infestado
		ingrown nail	uñero; uña enterrada
hepatitis	hepatitis; inflamación del hígado	injury	lesión
		insane	demente, loco
hernia	hernia	intercourse	contacto sexual
hiccough	hipo	iodine	yodo
hoarseness	ronquera	isolation	aislamiento, cuarentena
hookworm	lombrices		
hydrogen peroxide	agua oxigenada	itching	picazón, escozor
hydrophobia	hidrofobia, rabia	jaundice	ictiricia
hygiene	higiene	lack of appetite	falta de apetito
hypertension	hipertensión; presión sanguínea alta	laryngitis	laringitis; inflamación de la garganta
hypertrophy	hipertrofia; crecimiento anormal de un órgano	laxative	laxante
		lethal	letal, mortal
hypotension	presión sanguínea baja		

(continued)

(continuación)

leukemia	leucemia; cáncer de la sangre por la producción excesiva de glóbulos blancos	mononucleosis	mononucleosis; concentración anormal de glóbulos blancos en la sangre
leukocytes	leucocitos, glóbulos blancos	multiple sclerosis	esclerosis múltiple
leukorrhea	leucorrea	mumps	paperas
lockjaw	tétano	muscular dystrophy	destrucción de la fibra muscular
lose weight	pérdida de peso; adelgazar	myelitis	mielitis; inflamación de la médula ósea, o de la espinal
malaria	malaria, paludismo		
mastoiditis	mastoiditis	nausea	náusea, deseos de arrojar, o de vomitar
measles	sarampión	nephritis	nefritis; inflamación del riñón
meningitis	meningitis; inflamación de la membrana cerebral		
		nervousness	nerviosismo
menstruation	menstruación, periodo, regla	nervous breakdown	crisis nerviosa
		neuralgia	neuralgia; dolor o punzada fuerte en un nervio
mentally retarded	retardado mental		
metastasis	metátesis; mal que se vuelve a reproducir en otro órgano	neuritis	neuritis; inflamación en un nervio
		neurosis	neurosis; enfermedad puramente nerviosa
migraine	jaqueca; dolores frecuentes de cabeza		
		nightmares	pesadillas
milk of magnesia	leche de magnesia	numbness	entumecimiento
mineral oil	aceite mineral		
mole	verruga	obese	obeso; muy grueso, o gordo
		ointment	untura, ungüento

(continued)   **(continuación)**

old age	vejez, senilidad	pleurisy	pleuresía; inflamación de la pleura o membrana que cubre los pulmones
osteomyelitis	osteomielitis; inflamación de la médula ósea		
ctitis	otitis; inflamación del oído interno	poliomyelitis	poliomielitis; inflamación de la materia gris de la medula cerebro-espinal
overweight	pasado de peso; sobrepeso		
pain	dolor, punzada	pregnancy	embarazo, preñez
palsy, cerebral	parálisis cerebral	pregnant	embarazada, en estado, en cinta
Pap smear	prueba del cáncer cervical	premature	prematuro, nacido antes de tiempo
Parkinson's disease	mal de Parkinson; enfermedad de los nervios que produce temblores generales	prescription	receta médica
		prickly heat	salpullido
		poisoning	envenenamiento
paraplegia	parálisis de la cintura para abajo	poisoning, drug	intoxicación
peritonitis	peritonitis; inflamación de la membrana abdominal	poisoning, blood	septicemia
		psychosis	sicócis; condición mental que afecta la personalidad
perspire	sudar	pyelitis	pielitis; inflamación del riñón
phlebitis	flebitis; inflamación de una vena, o venas		
		rash	erupción de la piel
piles	hemorroides, almorranas	renal colic	cólico renal, o nefrítico
pills	pastillas, píldoras	restlessness	inquietud, desasosiego
pimples	granos	rheumatism	reuma, reumatismo
plastic surgery	cirugía plástica		
pneumonia	pulmonía, pneumonía, inflamación de los pulmones	rhinitis	rinitis; inflamación de la mucosa nasal
		rubella	rubeola

(continued) (continuación)

rupture	quebradura, hernia	stomach ache	dolor de estómago
scar	cicatriz	stool	excrementos, heces fecales
scarlet fever	fiebre escarlatina	sunstroke	insolación, tabardillo
seborrhea	seborrea	sunburn	quemadura del sol
sedative	sedante	surgery	cirugía
seizure, epileptic	ataque epiléptico	sweat	sudor
senile	senil	swelling	hinchazón
septicemia	septicemia; envenenamiento por bacteria en la sangre	tachycardia	taquicardia; pulso excesivamente rápido
shivers	escalofríos temblores	tear	lágrima
short of breath	falto de aire	tetanus	tétano
sinusitis	sinusitis; inflamación de los senos o cavidades nasales	throb	latido
		throw up	vomitar, arrojar
		tonsillitis	amigdalitis
skin rash	erupción de la piel	toothache	dolor de muelas
skull fracture	fractura del cráneo	tranquilizer	calmante para los nervios
slipped disc	disco desplazado	typhoid	tifoidea
smallpox	viruela	ulcer	úlcera
sneeze	estornudo	uremia	uremia; intoxicación por insuficiencia renal
sore throat	dolor de garganta		
spasm	espasmo	urine	orina
sprain	torcedura, luxación	vaccine	vacuna, inmunización
sputum	esputos, saliva	vaginal douche	lavado vaginal
stiff neck	tortícolis, dolor en el cuello	varicose veins	las várices

(continued)   (continuación)

| weak | débil | worries | preocupaciones |
| | | wound | herida |

V. PROFESSIONS RELATED TO MEDICINE
PROFESIONES RELACIONADAS CON LA MEDICINA

anesthetist	anestesista	oculist, optician	oculista, óptico
anesthesia	anestesia	optometry	optometría
apothecary	farmacéutico	ophthalmologist	oftalmólogo
cardiologist	cardiólogo	orderly	ayudante de hospital
cardiology	cardiología	orthopedic	ortopédico
dermatologist	dermatólogo	orthopedia	ortopedia
dermatology	dermatología	osteopath	osteópata
dental assistant	ayudante dental	otorhinolaryngologist	otorrinolaringólogo
dentist	dentista	pediatrician	pediatra
dietician	dietista	pediatrics	pediatría
dietetics	dietética	pharmacist	farmacéutico
endocrinologist	endocrinólogo	pharmacy	farmacia
endocrinology	endocrinología	physician	médico
gynecologist	ginecólogo	plastic surgeon	cirujano plástico
gynecology	ginecología	psychiatrist	psiquiatra
lab technician	técnico de laboratorio	psychiatry	psiquiatría
neurologist	neurólogo	psychologist	psicólogo
neurology	neurología	radiologist	radiólogo
nurse	enfermera	surgeon	cirujano
obstetrician	tocólogo; partero	urologist	urólogo
obstetrics	tocología; obstetricia	X-ray technician	técnico en rayos X

(continued)

(continuación)

VI. HOSPITAL AND DOCTOR'S OFFICE EQUIPMENT AND MATERIALS
MATERIALES Y EQUIPOS DE HOSPITAL Y DE LA CONSULTA DEL MEDICO

adhesive tape	esparadrapo	enema	lavado, lavativa, enema
ambulance	ambulancia	ether	éter
anesthesia	anestesia	forceps	los fórceps
artificial limb	miembro artificial	hot water bag	bolsa de agua caliente
bandage, dressing	vendaje	hypodermic	inyección
bed	cama	ice pack	bolsa de hielo
bed linen	ropa de cama	incubator	incubadora
bedpan	chata, cuña, pato	intravenous feeding	suero intravenoso
bed sheets	sábanas	iron lung	pulmón de hierro
bed, headboard	cabecera de la cama	jelly	gelatina, vaselina
blankets	mantas, frazadas, colchas	laboratory	laboratorio
braces	soportes de metal	mask	máscara
cane	bastón	mattress	colchón, colchoneta
catheter	cateto, sonda	operating room	quirófano, sala de operaciones
contraceptive	anticonceptivo	oxygen	oxígeno
cotton	algodón	oxygen tent	cámara de oxígeno
crutches	muletas	pillow	almohada
delivery room	sala de partos	plaster cast	enyesado
doctor's office	la consulta	recovery room	salón post-operatorio
dropper	cuentagotas, gotero	rubber gloves	guantes de caucho
electrocardiograph	electrocardiógrafo	sanitary napkin	toalla sanitaria
emergency	emergencia		

scales	balanza, pesa	sutures, stitches	suturas, puntos
scalpel	bisturí, escalpelo	thermometer	termómetro
scissors	tijeras	traction apparatus	aparato de tracción
stretcher	camilla	truss	braguero
sprayer	atomizador, pulverizador	tweezers	pinzas
		waiting room	salón de espera
surgical	quirúrgico	wheelchair	silla de ruedas

VII. LABORATORY TESTS
PRUEBAS O ANALISIS

blood test	análisis de sangre	checkup	reconocimiento médico, chequeo
blood count	conteo globular		
cholesterol	colesterol	chest X-ray	radiografía de los pulmones
glucose	glucosa	electrocardiogram	electrocardiograma
hemoglobin	hemoglobina	encephalogram	encefalograma
leukocytes	leucocitos	eye test	examen de la vista
white cells	glóbulos blancos	Pap test, or smear	un papanicolau
red cells	glóbulos rojos	pregnancy test	prueba para saber si está en estado
pH	acidez		
urea	urea	stool	heces fecales, excremento
uric acid	acido úrico	specimen	muestra
veins	venas	container	recipiente
blood types	tipos sanguíneos	test	prueba, análisis
transfusion	transfusión	tuberculine test	prueba de la tuberculina
donor	donante		
blood plasma	plasma sanguíneo	urinalysis, urine test	prueba, análisis de la orina
RH factor	el factor RH	Wassermann test	prueba de la sífilis
		X-rays	radiografía, rayos X

Section 14   Sección 14

MISCELLANEOUS MISCELANEA

I. MARITAL AND FAMILY RELATIONS ESTADO CIVIL, Y EL PARENTESCO

bachelor, single	soltero-a	brother, sister	hermano, hermana
married	casado-a	twins	mellizos, gemelos, cuates
widow	viuda		
widower	viudo	uncle, aunt	tío, tía
divorced	divorciado-a	nephew, niece	sobrino, sobrina
separated	separados	cousin	primo
husband	esposo, marido	first cousin	primo hermano
wife	esposa, mujer	father-in-law	suegro
fiancee	prometido-a	mother-in-law	suegra
girlfriend, boyfriend	novia, novio	son-in-law	yerno
parents	los padres	daughter-in-law	nuera
father, dad	padre, papá	brother-, sister-in-law	cuñado, cuñada
mother, mom	madre, mamá	stepfather	padrastro
grandparents	abuelos	stepmother	madrastra
grandchildren	nietos	stepson	hijastro
grandson, granddaughter	nieto, nieta	orphan	huérfano
		adopted	adoptado, adoptivo
grandfather, grandmother	abuelo, abuela	foster parents	padres adoptivos
son	hijo	foster son, daughter	hijo-a adoptivo-a
daughter	hija	half brothers	medio hermanos

first name	nombre de pila	nickname	apodo
family name	apellido	male	varón, masculino, macho
maiden name	apellido de soltera		
		female	hembra, femenino

II. PROFESSIONS AND TRADES
PROFESIONES Y OFICIOS

baker	panadero	lawyer	abogado
barber	barbero	mail carrier	cartero
bricklayer, mason	albañil	manager	administrador, gerente
businessman	comerciante		
		mason	albañil
butcher	carnicero		
		mechanic	mecánico
carpenter	carpintero		
		merchant	comerciante
civil service	empleado del gobierno	milkman	lechero
clerk	dependiente	painter	pintor
cook, chef	cocinero	pastor	pastor, ministro
dressmaker	costurera	pilot	piloto
driver	conductor, chofer	policeman	policía
electrician	electricista	plumber	plomero, fontanero
engineer	ingeniero	priest	sacerdote, cura
farmer	granjero	printer	impresor
fireman	bombero	salesman	vendedor
hairdresser	peluquera	secretary	secretaria
janitor	conserje	student	estudiante
laborer	obrero	tailor	sastre
laborer, skilled	obrero especializado	teacher	maestra

truck driver	camionero	waiter -tress	camarero-a
		welder	soldador

III. EXPRESSIONS OF COURTESY
EXPRESIONES DE CORTESIA

Yes, sir	Sí, señor	With your permission	Con su permiso
No, sir	No, señor	I beg your pardon	Permítame
Yes, madam	Sí, señora	Of course	Sí, como no
No, madam	No, señora	Much obliged	Muy agradecido
Yes, miss	Sí, señorita	Sit down, please	Siéntese, por favor
No, miss	No, señorita	How are you?	¿Cómo está usted?
Good morning	Buenos días	Very well, thank you	Muy bien, gracias
Good afternoon	Buenas tardes	What is your name?	¿Cómo se llama?
Good evening	Buenas noches	My name is	Me llamo
Good night	Buenas noches	You are very kind	Usted es muy amable
Thank you	Gracias		
You are welcome	De nada	Good-bye	Adiós
Please	Por favor	So long	Hasta luego
		See you tomorrow	Hasta mañana

IV. INTERROGATIVES
PALABRAS INTERROGATIVAS

How?	¿Cómo?	How many times?	¿Cuántas veces?
How many?	¿Cuántos -as?	How far?	¿A qué distancia?
How much?	¿Cuánto -a?	How long?	¿Cuánto tiempo?
How often?	¿Con qué frecuencia?	What?	¿Qué?

(continued)   **(continuación)**

What for?	¿Para qué?	Where from?	¿De dónde?
What else?	¿Qué más?	Where about?	¿En dónde?
What about . . . ?	¿Y de . . . ?	Which?	¿Cuál?
What is?	¿Qué es?	Which ones?	¿Cuáles?
What was?	¿Qué era?	Who?	¿Quién?
What were?	¿Qué eran?	Who is?	¿Quién es?
When?	¿Cuándo?	Who are?	¿Quiénes son?
Where?	¿Dónde?	Whose?	¿De quién?
Where to?	¿A dónde?	Why?	¿Por qué?

V. NUMERALS LOS NUMEROS

Cardinals
Cardinales

0 zero cero	**1** one uno-a	**2** two dos	**3** three tres
4 four cuatro	**5** five cinco	**6** six seis	**7** seven siete
8 eight ocho	**9** nine nueve	**10** ten diez	**11** eleven once
12 twelve doce	**13** thirteen trece	**14** fourteen catorce	**15** fifteen quince
16 sixteen dieciseis	**17** seventeen diecisiete	**18** eighteen dieciocho	**19** nineteen diecinueve
20 twenty veinte	**21** twenty-one veintiuno-a	**22** twenty-two veintidos	**23** twenty-three veintitres

24
twenty-four
veinticuatro

25
twenty-five
veinticinco

26
twenty-six
veintiseis

27
twenty-seven
veintisiete

28
twenty-eight
veintiocho

29
twenty-nine
veintinueve

30
thirty
treinta

33
thirty-three
treintitres

36
thirty-six
treintiseis

39
thirty-nine
treintinueve

40
forty
cuarenta

44
forty-four
cuarenticuatro

48
forty-eight
cuarentiocho

50
fifty
cincuenta

55
fifty-five
cincuenticinco

60
sixty
sesenta

66
sixty-six
sesentiseis

70
seventy
setenta

77
seventy-seven
setentisiete

80
eighty
ochenta

88
eighty-eight
ochentiocho

90
ninety
noventa

99
ninety-nine
noventinueve

100
one hundred
cien

101
one hundred one
ciento uno-a

102
one hundred two
ciento dos

200
two hundred
dos cientos

300
three hundred
tres cientos

400
four hundred
cuatro cientos

500
five hundred
quinientos

600
six hundred
seiscientos

700
seven hundred
setecientos

800
eight hundred
ochocientos

900
nine hundred
novecientos

1,000
one thousand
mil

1,950
nineteen fifty
mil novecientos
cincuenta

1,970
nineteen seventy
mil novecientos
setenta

1,980
nineteen eighty
mil novecientos
ochenta

ORDINALS
ORDINALES

1st
First
Primero-a

2nd
second
segundo-a

3rd
third
tercero-a

4th
fourth
cuarto-a

5th
fifth
quinto-a

(continued)   (continuación)

6th	7th	8th	9th	10th
sixth	seventh	eighth	ninth	tenth
sexto-a	septimo-a	octavo-a	noveno-a	décimo-a

FRACTIONS
LOS QUEBRADOS, FRACCIONES

½	¼	⅛	⅓
Half	fourth	one eighth	one third
media-o	un cuarto	un octavo	un tercio
la mitad	cuarta parte	octava parte	tercera parte

⅔	⅒
two thirds	one tenth
dos tercios	un décimo
dos terceras	décima parte

VI. TEMPERATURE
LA TEMPERATURA

Fahrenheit Farenjeit	32°	50°	68°	86°	98.6°	100°	104°	106°	108
Celsius or Centigrade Centígrados	0°	10°	20°	30°	37°	38°	40°	41°	42

Degrees=grados

VII. WEIGHTS AND MEASURES
PESOS Y MEDIDAS

WEIGHTS
PESOS

METRIC METRICO	U.S. EE.UU.	METRIC METRICO	U.S. EE.UU.
1 gram	0.035 ounces	1 kilogram	35.274 oz.
1 gramo	0.035 de onza	(1,000 grams)	
		Un kilogramo	35.274 onzas
28.35 grams	one ounce (1 oz.)	(mil gramos)	
28.35 gramos	una onza		
		1 kilogram	2.20 lbs.
453.59 grams	one pound (1 lb.)	un kilogramo	2.20 libras
453.59 gramos	una libra		

(continued) (continuación)

LENGTH
DE LONGITUD

METRIC / METRICO	U.S. / EE.UU.	METRIC / METRICO	U.S. / EE.UU.
1 mm. (millimeter) / Un milimetro	0.039 inches / 0.039 pulgadas	one meter / un metro	1.09 yards / 1.09 yardas
1 cm. (centimeter) / un centímetro	0.394 inches / 0.394 pulgadas	one kilometer (1000 meters) / un kilómetro (mil metros)	0.6214 miles / 0.6214 millas
2.54 centimeters / 2.54 centímetros	one inch / una pulgada	one kilometer / un kilómetro	3,280 feet / 3,280 pies
30.48 centimeters / 30.48 centímetros	one foot / un pie	1.60 kilometers / 1.60 kilómetros	one mile / una milla
91.44 centimeters / 91.44 centímetros	one yard / una yarda	1,609 meters / 1,609 metros	one mile / una milla
one meter (100 cm.) / un metro (100 centímetros)	39.37 inches / 39.37 pulgadas	1,760 yards / 1,760 yardas	one mile / una milla
one meter / un metro	3.28 feet / 3.28 pies	1 league / una legua	three miles / tres millas

VOLUME
DE VOLUMEN, CAPACIDAD

METRIC / METRICO	U.S. / EE.UU.	METRIC / METRICO	U.S. / EE.UU.
29.57 cubic centimeters / 29.57 centímetros cúbicos	one fluid ounce / una onza líquida	1 liter (1,000 cc.) / un litro (mil centímetros cúbicos)	33.81 fl. oz. / 33.81 onzas líquidas
0.473 liter / 0.473 de litro	one pint / una pinta	1 liter / un litro	2.11 pints / 2.11 pintas
946 cubic centimeters / 946 centímetros cúbicos	one quart / un cuarto	1 liter / un litro	1.05 quarts / 1.05 cuartos
32 fluid ounces / 32 onzas líquidas	one quart / un cuarto	1 liter / un litro	0.26 gallon / 0.26 de galón

VIII. TIME, U.S.
LA HORA EN LOS EE.UU.

| *Midnight* | *Morning (A.M.)* | *Noon* |
| *La Medianoche* | *La Mañana* | *Mediodía* |

| 12 midnight | From 1 to 11 | 12 noon |
| Las doce de la noche | De la una a las once | Las doce del dia |

| *Afternoon (P.M.)* | *Evening (P.M.)* |
| *La tarde* | *La noche* |

| From 1 to 6 | From 7 to 12 |
| De la una a las seis | De las siete a las doce |

| It is 1:15 | It is 2:30 | At 1 | At 2 |
| Es la una y quince. | Son las dos y treinta. | A la una. | A las dos. |

DAYS OF THE WEEK
LOS DIAS DE LA SEMANA

| Sunday | Monday | Tuesday | Wednesday |
| Domingo | Lunes | Martes | Miércoles |

| Thursday | Friday | Saturday |
| Jueves | Viernes | Sábado |

THE MONTHS OF THE YEAR
LOS MESES DEL AÑO

| January | February | March | April |
| Enero | Febrero | Marzo | Abril |

| May | June | July | August |
| Mayo | Junio | Julio | Agosto |

| September | October | November | December |
| Septiembre | Octubre | Noviembre | Diciembre |

THE SEASONS
LAS ESTACIONES DEL AÑO

| Spring | Summer | Autumn, Fall | Winter |
| La primavera | El verano | El otoño | El invierno |

PARTS OF DAY, EXPRESSIONS OF TIME, AND FREQUENCY
LAS PARTES DEL DIA, EXPRESIONES DE TIEMPO, Y DE FRECUENCIA

Year Año	Yearly Anualmente	Month Mes	Monthly Mensualmente
Week Semana	Weekly Semanalmente	Day Día	Daily Diariamente
Hour Hora	Hourly Cada hora	Half hour Media hora	Minutes Minutos
Seconds Segundos	Day after tomorrow Pasado mañana	Tomorrow Mañana	Today Hoy
Tonight Esta noche	Last night Anoche	Yesterday Ayer	Day before yesterday Antes de ayer
Two days ago Hace dos dias	Morning La mañana	In the morning Por la mañana	Every morning Todas las mañanas
All morning Toda la mañana	Afternoon El mediodia La tarde	In the afternoon Por la tarde	Every afternoon Todas las tardes
All afternoon Toda la tarde	Evening, night La tarde, la noche	In the evening At night Por la noche	Every evening Every night Todas las noches
All evening All night Toda la noche	Always Siempre	Never Nunca	Sometimes A veces
Lately Ultimamente	Now Ahora	Right away Ahora mismo, ahorita	Before Antes
After Después	Later Más tarde	Next Próximo	Until Hasta
As soon as Tan pronto como			

(continued)

(continuación)

DATES
FECHAS

(On) January 1st (First) Nineteen Seventy-six (1976)
El Primero de Enero de Mil novecientos setenta y seis

(On) August 12th (Twelfth) Nineteen eight (1908)
El doce de agosto de Mil novecientos ocho

(On) November 14th (Fourteenth) Nineteen fourteen
El catorce de noviembre de Mil novecientos catorce

Section 15

A BRIEF EXPLANATION OF THE SPANISH SOUND SYSTEM

The Spanish sound system has thirty symbols or letters. Five of those letters are called VOWELS (a, e, i, o, u), which are short, and with a basic sound which never varies. The remaining 25 letters are called CONSONANTS, which are pronounced with force and vigor and have more or less the same sound as in English, with the exception of ''h'' which is never pronounced, and the ''ñ'' (nyeh) which is not used in English spelling. The ''w'' and the ''k'' are used only in the spelling of certain foreign words.

The symbols ''ch'' (cheh), ''ll'' (yeh or djeh), and ''rr'' (rrreh) are considered as ONLY ONE letter and cannot be divided or separated. Special care should be taken also with the symbol ''c'' which has two variants (*ce*—seh, *ci*—sih) and (*ca*—kah, *co*—koh, *cu*—kuh); the ''j'' (hoh); the ''ll'' (yeh or djeh); the ''r'' (reh); and the ''rr'' (rrreh); the ''ñ'' (nyeh); the ''s'' (seh); and the ''z'' (theh); the ''g'' (*ga*—gah, *go*—goh, *gu*—guh) (*ge*—heh, *gi*—heeh) (*gue*—geh, *gui*—gih). Same with ''*que*'' and ''*qui*'' (the ''u'' is not pronounced).

In general terms it may be said that Spanish has more uniformity in pronunciation than English, and the symbols mentioned above will be the only troublesome ones. The words in Spanish are pronounced just as they are written, while in English if you are not familiar with a word you have to look for its pronunciation in the dictionary.

Word stress in Spanish is governed by, a) the last letter in the word, b) according to the number of syllables, and also, c) by the written stress ( ) on certain syllables, as follows:

a) Words ending in a consonant, except ''n'' or ''s,'' are stressed on the last syllable. Ex: Bra*sil*, fa*vor*, doc*tor*, pa*pel*, do*lor*, Ma*drid*, o*ral*.

Words ending in a vowel, and ''n'' or ''s'', are stressed on the syllable before the last. Ex: *Chi*le, *lu*nes, *co*men, *as*ma, *bi*lis, *co*ma, *co*lon, *cor*tes, ter*mi*no, *pa*pa.

b) Words of three syllables or more generally have a written stress mark (′) either after the first or after the second syllable. Ex: periódico (pe/rió/dico); muchísimo (mu/chí/si/mo); simpático (sim/pá/ti/co).

c) Words that always bear a written stress mark because the stress is on that particular syllable, as an exception to rule *a*. Ex: ca*fé*, *ú*til, Pe*rú*, Cor*tés*, Je*sús*, vol*cán*, *tér*mino, termi*nó*, pa*pá*.

The syllables in Spanish are easier to determine than in English. It is very important for the proper pronunciation of Spanish to know where one syllable ends and where the next one begins, and once you can do this unconsciously you will be able to pronounce any word whatsoever, no matter how long it is. This is also helpful to divide words at the end of a line. The rules are as follows:

a) Words beginning with only one consonant, including "ll," "rr," and "ch" form a syllable with the vowel that follows. Ex: Caracas (Ca/ra/cas); natali*dad* (na/ta/li/dad); na*sal* (na/sal); re*ti*na (re/ti/na).

In other words, one single consonant always takes the following vowel to form a syllable.

When the single consonant is followed by "r" or "l," as in "br, bl, cr, cl, dr, gr, gl, pr, pl," etc., the syllable includes the vowel after the consonant cluster (br, bl, etc.). Ex: *fle*ma (fle/ma); glu*co*sa (glu/co/sa); *cri*sis (cri/sis); pro*ble*ma (pro/ble/ma); *cró*nico (cró/ni/co).

b) Two consonants are always divided, *except* "rr," "ll," and "ch" because they are considered as one single symbol in Spanish, and also any consonant followed by "r" or by "l." Ex: cis*ti*tis (cis/ti/tis); co*lum*na (co/lum/na); cáncer (cán/cer); cance*ro*so (can/ce/ro/so; electro-cardiograma (e/lec/tro/car/dio/gra/ma).

c) When three consonants appear together, and the last consonant is neither "l" nor "r," then the first two consonants are part of one syllable, and the third consonant starts the following syllable. Ex: Co*nsti*tución (cons/ti/tu/ción); tra*nsp*orte (trans/por/te); o*bst*áculo (obs/tá/cu/lo); *inst*rumento (ins/tru/men/to). Exceptions, when the last of the 3 consonants is "l" or "r"— examples: pa*ncr*eas (pán/cre/as); cu*mpl*ir (cum/plir); i*ngl*és (in/glés).

d) In words beginning with *one vowel* and followed by *one consonant* (including "ll," "rr," "ch," or a consonant followed by "l" or "r"), the one vowel forms the first syllable by itself. Examples: esófago (e/só/fa/go); erisipela (e/ri/si/pe/la); epidermis (e/pi/der/mis); iris (i/ris); útero (ú/te/ro); uretra (u/re/tra); anemia (a/ne/mia); aborto (a/bor/to).

In words beginning with a vowel but followed by two or more consonants, the vowel is attached to the following consonant, but remembering rule (b) when there are two consonants together. Ex: Abdomen (ab/do/men); asma (as/ma); amnesia (am/ne/sia); antídoto (an/tí/do/to); úlcera (úl/ce/ra); umbilical (um/bi/li/cal).

e) Two vowels together are always divided, except when they form a diphthong (two vowels pronounced together). Diphthongs are formed only with the unstressed "i" before or after another vowel, or with the unstressed "u" before or after another vowel. (The possible combinations for diphthongs are, with unstressed "i": ia, ie, io, iu—ai; ei; oi; uy, or ui. With unstressed "u": ua; ue; iu, or uy; uo—eu, au, iu. Diphthongs are never split, but any other vowel combina-

A BRIEF EXPLANATION OF THE
SPANISH SOUND SYSTEM (continued)

tion is always separated into two different syllables. Ex: *zoo*lógico (zo/o/ló/gi/co); ven*érea* (ve/né/re/a); ur*ea* (u/re/a); rub*eo*la (ru/be/o/la). Diphthongs, or combinations of unstressed "i" or "u" with any vowel, are not separated—*ciu*dad (ciu/dad); *cui*dado (cui/da/do); vi*sual* (vi/sual); vi*sión* (vi/sión); ure*mia* (u/re/mia). Stressed "i" or "u" combinations are separated—*pa*íses (pa/í/ses); her*o*ína (he/ro/í/na); sacroil*í*aco (sa/cro/i/lí/a/co); pleur*esía* (pleu/re/sí/a); disenter*ía* (di/sen/te/rí/a).

The only letters that may double in Spanish are "e" (ee), "o" (oo), and "c" (cc), in which case each letter forms a different syllable. Examples: l*ee*r (le/er); *zoo*logia (zo/o/lo/gi/a); tra*cc*ión (trac/ción); le*cc*ión (lec/ción).

THE SPANISH ALPHABET

Symbol	Individual Pronunciation	Syllabic Pronunciation	
A	(ah)	(ah)	a/la; a/re/na; am/ne/sia; Granada, Italia, Isaac, área; aorta; aspirina, albúmina, antiácido, adrenal, ameba, asma, anemia, anestesia, amoníaco, adrenalina, ano, arterial, anestesista.
B	(beh)	(bh)	be/be; be/bé; bo/ti/ca; ab/ce/so; la/bial; labio, laboratorio, obeso; biópsis, bacteria; barbitúrico, púbico, fibrosis, fibra, fiebre, embolia, embrión, tableta, aborto, diabetis, cerebral.
C	(seh) (theh)	(seh) in Latin America. (theh) in Castillian.	*(ce; ci)* Ce/ci/lia; ciu/dad; ce/re/al; ce/sá/re/a; cia/no/sis; cine, ciática, cerebelo.
		(k)	*(ca; co; cu)* co/ca/í/na; cál/cu/lo; car/dio/vas/cu/lar; cla/ví/cu/la; cuello, cual, casa, cama, coco, capilares, coágulo, cortisona, coronaria, coma, cromosomos, calorias.
CH	(cheh)	(ch)	mu/cha/cho; Chi/ca/go; chícharo, leche, mucho, chachachá.
D	(deh)	(d)	i/dio/ta; dia/be/tis; dis/ne/a; di/sen/te/rí/a; dia/ter/mia; dedo, todo, dado, sed, dime, medida, dedicado, dietética, delirio, cardíaco, codeina; adulto, adenoides, radiología.
E	(eh)	(eh)	e/ra; e/lec/trón; e/lec/tri/ci/dad; e/clip/se; cór/ne/a; neu/ro/sis; pre/ma/tu/ro; paciente, prescripción, pleura, orine, piel, pediatra, medicina, intravenoso, genes, feto, fémur, fetal, endémico, enema, euforia, uretra, uremia.

Symbol	Individual Pronunciation	Syllabic Pronunciation	
F	(ehfeh)	(feh)	Fi/la/del/fia; fi/lo/so/fí/a; lin/fá/ti/co; ra/dio/gra/fí/a; nefritis, oftalmólogo, nefrosis, infancia, infantil, infección, flebitis, fractura, falopio, fibrosis, falange, fórceps, fórmula, físico, faringe, cloroformo, tifus.
G	(heh)	(heh)	*(ge; gi)* ge/la/ti/na; ge/ne/ral; gen/te; gi/ro; gi/ne/bra; vegetal, vaginal, vagina, virginidad, virgen, laringe, laringitis, carcinógenos, congénito, contagioso, cirugía, curetaje, contagioso, cardiología, neuralgia, oxígeno, zoología, bacteriología, blenorragia, paraplegia, genitales, ginecología, gestación, genes, génesis, analgésico.
		(gh-)	*(ga; go; gu)* a/gua; gua/po; go/no/rre/a; gan/gre/na; gas/trec/to/mí/a; ganglio, gárgara, gastritis, gases, glaucoma, glandular, glándula, neurólogo, ombligo, coagulación, laringotomía, lumbago.
G	(heh)	(gh-)	*(gue; gui; do not pronounce the "u")* gui/ta/rra; Gui/ne/a; gue/rra; pa/gue; con/san/guí/ne/o; guí/a; gui/san/te; gue/rre/ro.
H	(ahcheh)	(—)	Always silent in Spanish. he/pa/ti/tis; al/co/hol; her/nia; car/bo/hi/dra/tos; an/ti/his/ta/mí/ni/cos; al/co/hó/li/co; hi/gie/ne; hematoma, halucinógeno, hemoglobina, hemorroides, hemofilia, hemorragia, hepatitis, hospital, histérico, marihuana, histerectomía, hipnosis, hipnotismo, humano, hormonas, hipertrofia, homosexual, hipodérmica, herpes.
I	(ee)	(ih)	i/ra; i/ris; Mi/si/si/pí; i/de/a; I/be/ria; in/se/mi/na/ción; i/no/cu/la/ción; in/yec/ción; i/dio/sin/cra/cia; ictiricia, indigestión, infancia, intravenoso, insomnio, inhalación, inmunización, infarto, inguinal, impotencia, intestino, bilirubina, digestivo, difteria, dietético, dermatitis.
J	(hohtah)	(heh)	ju/ve/nil; ju/go; ci/ru/ja/no; *reflejos, relajante, jabón, jamón,* Jamaica, Japón, japonés, jipijapa, julio, junio, Jerusalén, jota, jugar.
K	(kah)		kilo, kilogramo, kilómetro, kindergarten.
L	(ehleh)	(leh)	la/rin/ge; lin/fá/ti/co; le/sión; le/pra; lacrimal, lactancia, laboratorio, luxación; ligamento, litro, labial, laringitis.
Ll	(ehyeh)	(yeh)	a/ni/llo; ca/lle; ca/ba/llo; ce/bo/lla; silla, bello.
M	(ehmeh)	(mh)	mag/ne/sia; Má/la/ga; ma/la/gue/ña; mas/tec/to/mí/a; menopausia, metátesis, muscular, mielitis, miocarditis, miopía, microscopio, metabolismo, membrana, meningitis.

A BRIEF EXPLANATION OF THE
SPANISH SOUND SYSTEM (continued)

Symbol	Individual Pronunciation	Syllabic Pronunciation	
N	(ehneh)	(nh)	nar/có/ti/co; neu/ro/sis; neu/mo/tó/rax; neu/mo/ní/a; natalidad, neuro-cirujano, nariz, novocaina, náusea, nervio, necrologia, nefrosis, circuncisión, ansiedad.
Ñ	(ehnye)	(nye)	ba/ño; pre/ñez; ca/ña; España, año, señorita, señor, cabaña, señora, cañón.
O	(oh)	(oh)	o/ral; o/ti/tis; or/to/don/cis/ta; o/be/si/dad; om/bli/go; ovulación, orificio, obeso, obstrucción, odontólogo, olor, óptico, zoológico, cooperativa, octogenario, oficina, doctor, post-operativo, obstetricia, órgano, ortopédico, osteomielitis.
P	(peh)	(peh)	pa/pa/ya; pán/cre/as; pa/rá/li/sis; pleu/re/sí/a; pio/rre/a; pú/bi/co; pul/mo/nar; pe/ri/to/ni/tis; paladar, parásito, pancreatitis, paranoico, pas/ti/lla, prostático, pulmón, pulso, presión, pleura, poliomielitis, pasteurización.
Q	(koo)	(kh)	*(que; qui) The "u" is not pronounced.* qui/mo/te/ra/pia; que/so; quí/mi/ca; e/quis; raquitismo, líquido, taquicardia, tranquilizante, ataque, bronquios, bronquitis, esquina, quiquiriquí, Quijote, Turquía.
R	(ehreh)	(reh)	(One single tap or trill) para, pero, toro, cara, puro, caro, sacro, sutura, suero, bario, embarazo, estéril, cerebro, cataratas, coronaria, iris, córnea, crisis.
Rr	(ehr-reh)	(ɾreh)	(Two or more taps or trills) re/ti/na; ri/ni/tis; ru/be/o/la; rit/mo; reu/má/ti/co; res/pi/ra/to/rio; rec/to; ra/bia; radio, rayos, piorrea, arritmia, seborrea, verruga, error, honra, ruido, rápido, carro, corregir, cigarro, ferrocarril.
S	(ehseh)	(seh)	e/só/fa/go; es/ter/nón; es/que/le/to; es/pas/mo; es/cle/ro/sis; esquizofrenia, estetoscopio, estetóscopo, espermatozoide, sal, sensible, semen, seminal, suicidio, supositorio, síntoma, secreción.
T	(teh)	(teh)	tor/ti/lla; te/qui/la; ma/ta/dor; pin/to; tiroide, tétano, terapia, termómetro, transplante, tumor, tórax, temperatura, tonsilectomía, traqueotomía, traumatismo, peritonitis, próstata, pastilla, pituitaria, pancreatitis, proteína, arterias, sinusitis, septicemia, trauma, tímpano, tanto, tonto, total.
U	(oo)		lunático, luna, úlcera, substancia, subconsciente, sulfa, articulación, coagulación, autopsia, pulmonar, pupila, cuarentena, lumbar, flatulencia, inoculación, muscular, urticaria, útero, urea, uterino, neumonía, neuralgia.

Symbol	Individual Pronunciation	Syllabic Pronunciation	
V	(veh)		ve/sí/cu/la; va/cu/na; vís/ce/ra; vér/te/bra; ve/né/re/a; vitaminas, vaginal, vagina, veneno, ventrículo, viril, virus, vomitar, venas, ovarios, ovulación, nervio, vasectomía, diverticulitis, intravenoso, vida.
X	(ehkis)	(ks)	óxido, examen, sexual, sexo, tóxico, laxante, luxación, oxígeno.
Y	(yeh)	(ii)	yeso, yarda, estoy, muy, yema, yak, yanki.
Z	(sehtah)	(theh)	zona, zoología, zumo, esquizofrenia, eczema, madurez, embarazo, arroz, azul, zigzag, lápiz, Pérez, Gómez, zanahoria.

Sección 15

GUIA PARA LA PRONUNCIACION DEL INGLES

Aquí tenemos un sistema de pronunciación figurada que reproduce lo más exactamente posible los sonidos ingleses y combinaciones de letras, propias del español.

Vocales

Las vocales tienen, en inglés, más sonidos que en español: A, E, I, O, U, Y. La vocal inglesa unas veces:

(a) se pronuncia igual que la española correspondiente;

(b) se pronuncia como otra vocal o grupo de vocales españolas;

(c) es muda;

(d) tiene un sonido peculiar que no existe en español.

Letra	Pronunc. en español	
		A
a	a	tiene en inglés un sonido idéntico de la ''a'' española: por ejemplo. *a*bortion (*a*bórshon) c*a*taract (c*á*tarakt)
a	o	tiene un sonido intermedio entre la ''o'' y la ''a'' españolas. g*a*llstones (g*ó*alstouns)
a	ae	cuando la ''a'' figura en una sílaba acentuada que termina en consonante, tiene un sonido breve. g*a*stritis (g*áe*stráitis)
a	ei	se pronuncia como ''ei'' sin fundir los dos sonidos: br*a*in (br*ei*n) n*a*vel (n*éi*vel)
		E
e	e	tiene en inglés un sonido idéntico a la española, especialmente cuando es inicial y va seguida de ''m'' o ''n.'' *e*mphysema (*e*mfisíma)

Letra	Pronunc. en español	
e	i	"e" se pronuncia como "i" española. La e doble (ee) se pronuncia también así: fetus (fítus) fever (fíver)
ee	i	see (si)

I

i	ai	sinusitis (sainusáitis)
i	i	tiene un sonido breve, intermedio entre la "i" y la "e" españolas: syringe (sirínch) urine (ýurin) adrenaline (adrénalin)
i	e	algunas palabras tienen el sonido de la "e" cuando va seguida de "r": circulation (serkiuleishon)

O

o	o	puede ser identica a la "o" española o un poco más larga: cholesterol (colésterol)
oo	u	la o doble (oo) se pronuncia como la "u" española: stool (stul)
o	e	tiene un sonido como la "e" en "cerca" scissors (síssers)
o	a	tiene un sonido como la "a" en la palabra "taco." doctor (dáktor)
o	i	en algunos casos, la "o" suena como "i" breve. women (uimen)

U

u	u	la "u" en inglés suena como la española: suture (súcher)
u	yu	mucus (myúcus)
u	e	nurse (ners) surgery (sérlleri)
u	o	drug (drog)

Y

y	i	pregnancy (prégnanci) hysteria (jistéria)

CONSONANTES CON PRONUNCIACION PROBLEMATICA

g	ga, go, gu, gue, gui	gauze (goos); gall (gol); gauge (guéich); gastritis (gastráitis); gum (gom); gulf (golf); guest (guest); guilt (guilt).

GUIA PARA LA PRONUNCIACION
DEL INGLES (continuación)

Letra	Pronunc. en español	
g	ll	gesture (lléschur); gestation (llestéision); germ (llerm); Germany (llérmani); genitals (llénitals); genes (llíns);
ge, gi gy		vagina (valláina); vaginal (vállinal); giant (lláiant); gingivitis (llinllivaitis). geography (lliógrafi); ecology (ecólolli); gynecology (llainecólolli o también gainecololli).
gir	guer	girl (guerl); girdle (guérdel).
h	j	habit (jábit); homosexual (jomoséksual); halo (jéilo); hemoglobin (jimoglóubin); halitosis (jalitóusis); hemorrhage (jémorich); hygiene (jaillín); hypodermic (jaipodérmic); hysterectomy (jisteréktomi); hydrophobia (jaidrofóubia); harem (járem); hernia (jérnia).
j	ll	jet (llet); jail (lléil); jaw (lló); jam (llam); judge (llódch); juvenile (llúvenil o llúvenail); jaundice (llóndis); jeopardize (llópardais); jejunum (llellunum); journal (llérnal).
ch	cha, che, chi,	chapter (chápter); champion (chámpion); charge (charch); cheek (chíik); cheese
	cho, chu	(chiis); chew (chu); chicken (chíken); church (cherch); china (cháina); chalk (chok); choke (chóuk); chubby (chobi).
ch	k	(Generalmente en palabras de origen griego con los prefijos siguientes:
	chol- chlo-	cholesterol (kolésterol); cholera (kólera); chlorine (klorín); chloroform (klóroform).
	chor- chro-	chorus (kórus); chord (kord); chromosome (krómosoum); chronic (kronic); chronometer (kronómeter); chrome (kroum).
	chir- chri-	Christmas (krísmas); Christ (kráist); Christian (kristian).
	chiro-	Chiropractic (kairopráctik); chiropodist (kirópedist).
	chem-	Chemist (kémist); chemistry (kémistri); chemotherapy (kemouzérapi).
	char-	Character (kárakter); characteristic (karacterístik) Otras como Chaos (kéios); chaotic (keiátik).
ch	sh	(Generalmente en palabras adoptadas del francés) Chalet (shaléi); chamois (shámi); chaise (shes); chablis (shábli); chauvinism (shóvinism); charlatan (shárlatan); chef (shef); chauffeur (shófer); chemise (shemís); chenille (sheníl); champignon (shampiñón); chancre (shánker); Charlotte (sharlót); Chicago (shicágou).
f	f	phagocyte (fágosait); phallus (fálus); phantom (fántom); pharynx (farinks).
ph-	-ph	phosphor (fásfor); physician (fisishn); esophagus (isófagus); cough (cof).

Letra	Pronunc. en español	
-gh		roughage (ráfeich).
gh-	g	(la ''h'' no se pronuncia) ghost (góust); ghetto (géto) Ghana (gána); ghastly (gástli).
th	z	Theme (zím); thorax (zóraks); apothecary (apózekari); thyme (záim); theology (ziálolli); theater (zíater); therapeutical (zerapiútikal); thermal (zérmal); thesis (zísis); thigh (zái); thiourea (zaioyuría); throat (zróut); thermos (zérmos).
th	d	There (dér); they (dey); them (dem).